症因相关

——论盆骶源性病症诊治

范炳华 ◎ 著

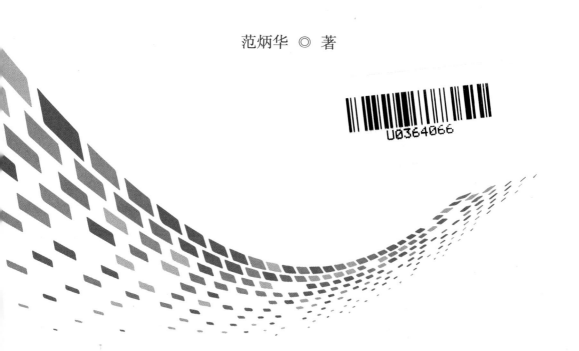

U0364066

全国百佳图书出版单位

中国中医药出版社

·北 京·

图书在版编目（CIP）数据

症因相关：论盆骶源性病症诊治 / 范炳华著 . -- 北京：
中国中医药出版社，2024.9
（范炳华医案丛书）
ISBN 978-7-5132-8755-5

Ⅰ．①症… Ⅱ．①范… Ⅲ．①女性—骨盆底—功能性
疾病—诊治 Ⅳ．① R711.5

中国国家版本馆 CIP 数据核字（2024）第 082062 号

中国中医药出版社出版

北京经济技术开发区科创十三街 31 号院二区 8 号楼
邮政编码　100176
传真　010-64405721
河北联合印务有限公司印刷
各地新华书店经销

开本 710×1000　1/16　印张 14　字数 257 千字
2024 年 9 月第 1 版　2024 年 9 月第 1 次印刷
书号　ISBN 978 - 7 - 5132 - 8755 - 5

定价　60.00 元
网址　www.cptcm.com

服 务 热 线　010-64405510
购 书 热 线　010-89535836
维 权 打 假　010-64405753

微信服务号　zgzyycbs
微商城网址　https://kdt.im/LIdUGr
官 方 微 博　http://e.weibo.com/cptcm
天猫旗舰店网址　https://zgzyycbs.tmall.com

如有印装质量问题请与本社出版部联系（010-64405510）
版权专有　侵权必究

《症因相关——论盆骶源性病症诊治》

编写团队及成员名单

全国第五批名老中医药专家范炳华传承工作室

浙江省首批国医名师范炳华传承工作室

第五批学术继承人　许　丽　汪芳俊

第六批学术继承人　应晓明　姚本顺

第七批学术继承人　李增图　诸　波

◯ ∷∷∷∷∷∷∷∷∷ 前　言 ∷∷∷∷∷∷∷∷∷∷ ◯

人体盆腔由骶骨、尾骨与两侧骶髂关节构成，承载人体躯干的重力，通过两侧骶髂关节将重力分载于下肢，具有承上启下的作用，帮助人直立行走，运动自如。盆腔内组织的主要功能是生殖孕育，排泄糟粕，因此盆底源性病症多见于女性，在病理条件下对女性经、带、胎、产的直接影响尤其明显，对男性的影响则相对较少。本人从事骶髂关节错缝症临床研究30年，积累临床资料2000余例；从事骶尾椎损伤研究6年，积累临床资料3000余例，形成了规范的诊疗方法，疗效显著。本书分上、下两篇，上篇介绍产后骶髂关节错缝症诊治，下篇介绍骶尾椎损伤（脱位）诊治，以医案结合原始影像资料的形式呈现。

关于骶髂关节错缝症，临床资料显示，本病多见于产后女性，约占95%，男性约占5%。骶髂关节错缝症多见于初产妇，主要原因有胎儿过大、胎位不正、难产或产程过长、产后骶髂关节吻合欠佳等。临床症状、体征表现为产后反复腰骶痛，骶髂关节压痛，直腿抬高试验阳性，"4"字试验阳性，跟臀试验阳性，严重者行走困难或不能，等等。X线摄片常可见两侧髂骨高低不对称、髂骨翼大小差别明显、耻骨联合分离或耻骨中线偏移、两侧闭孔不对称、骶髂关节密度呈团块状或线条状增高等病理改变。

受产后骶髂关节错缝"0号"案例启发，本人创立了骶髂关节错缝症规范的"蛙式四步扳法"治疗新术式，即自体牵引法、屈髋屈膝扳法、蛙式外展扳法、外展后伸扳法四步治疗，疗效显著。对耻骨联合分离2cm以上的患者，本人指导其以"侧卧位米袋加压矫正法"居家康复，效果明显。

骶尾椎损伤（脱位）均表现为陈旧性损伤，临床资料显示，本病多见于产后女性，约占87%，男性约占13%。骶尾椎损伤（脱位）由臀部着地摔跤损伤所致，从损伤概率分析应该是男女均等的，但因该病与孕产有关，孕后期胎儿增大、分娩时胎儿经产道娩出时挤压尾骨，尤其是有难产、胎位不正、产程过长等因素时，可导致尾椎在陈旧性损伤的基础上出现二次损伤，这是本病男女比例悬殊的主要原因。关于临床症状，女性主要表现为孕后期腰骶痛，产后持续不解，最典型的案例为从怀孕6个月开始一直躺在床上直至分娩；月经异常，表现为痛经，最少的每年行经 2 次，最多的每年行经 18 次，经期最短 2 天，最长 3 周，月经来潮时血块阻塞不下；产后漏尿，最长漏尿 18 年。男性主要表现为性功能障碍，最长 24 年，最短两年半。X 线摄片可见脊柱侧弯，胸腰椎楔形改变，骶骨陈旧性骨折，腰椎椎体前缘或侧向增生，腰椎滑移，腰椎曲度增大、消失或反弓，骶髂关节密度增高，两侧髂骨翼不对称，耻骨联合偏移，肠胀气，粪团积聚。骶尾椎损伤（脱位）的主要关注点在骶尾椎，常表现为节段性间隙增宽，呈半脱位或全脱位，成角畸形明显，临床可分为骶尾椎多节段间隙增宽型、骶尾椎成角型、尾椎成角型、尾椎侧偏型、尾椎全脱位型、尾椎萎缩粘连型共 6 种类型。专科检查可见尾椎压痛（＋）（＋＋）（＋＋＋）不等，其压痛点与尾椎损伤节段相符率为 100%。

鉴于骶尾椎损伤（脱位）成角向盆腔内弯曲，本人创立了骶尾椎损伤（脱位）"肛指六步法"治疗新术式，即一探二揉三纠偏，四拉五理六上推，以缓解损伤节段炎性渗出刺激产生的疼痛。本治法诊断明确，操作简便，见效快，临床疗效显著。

盆骶源性病症的诊治遵循"症因相关"诊治三原则，即"有症必有因，无因不成症；症因要相关，无关非诊断；治因宜为先，因去症自消"，可在基层医疗卫生机构，如城乡社区卫生服务中心等推广应用。

范炳华

2024 年 3 月

目　录

（下篇）**骶尾椎损伤（脱位）推拿医案**

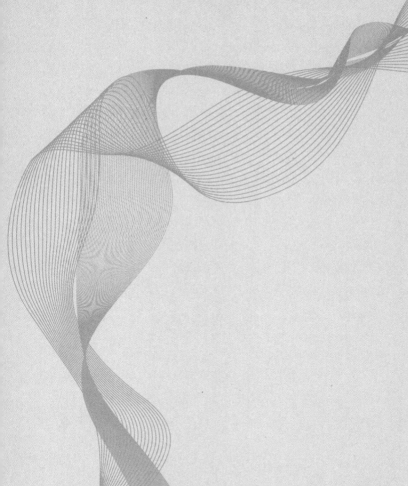

上 篇

骶髂关节错缝症推拿医案

骨盆是由骶骨和两侧的髂骨构成，凭借骶髂韧带、关节滑膜及耻骨联合韧带维系形成的一个盆腔结构，骶髂关节（sacroiliac joint，SIJ）对骨盆的构成起到重要作用，对女性来说尤为重要。骶髂关节错缝症是指在外力、孕产或其他致病因素的作用下，维系骨盆的韧带、肌肉损伤超出生理活动范畴，使得骶骨与髂骨的耳状关节面产生微小移动而不能自行复位，导致该关节内外力学环境失衡和相关软组织损伤，并出现临床症状的疾病。中医学认为，本病由跌仆损伤、筋骨不强、气血亏虚、肝肾不足引起，导致筋脉失养、关节不固而发生错动，产生"筋出槽、骨错缝"的病理变化，《医宗金鉴·正骨心法要旨》中就有"骨节间微有错落不合缝者"的记载。该病好发于产后女性，故民间有"再生一个娃就会好了"的说法。近年来，产后骶髂关节错缝症已成为临床关注的热点。因本病好发于产后女性，故本篇以产后骨盆源性病症为主题进行论述。

一、骶髂关节的解剖

（一）骶髂关节的骨性结构

骶髂关节在解剖上属于滑膜关节，由前方尾侧的滑膜关节向后方头侧移行为韧带联合性关节。人们往往将前方尾侧的滑膜关节称为滑膜部，将后方头侧的韧带性关节称为韧带部。滑膜部关节面覆以软骨，有滑膜、关节间隙、滑液，骶面略凹陷，髂面稍凸出。滑膜部由骶骨和髂骨的耳状面构成。骶骨的耳状面不规则，约在上3个骶椎的外侧面，向外向后，前面较后面宽。男性骶骨耳状面的形状类似于倒置的"L"，女性的则短小且弧度较大，呈"C"形。第1骶骨构成大部分的耳状关节面，第2、第3骶骨主要构成关节面长斜形部分的斜坡，此处变异较多。髂骨的耳状面位于髂窝后部的髂骨内侧面，向前向内。整个关节呈后内向，关节间隙非常窄。虽然大部分关节面是平滑的，但其表面有很多凸起与凹陷，使骶骨关节面与髂骨关节面密切相嵌（图1-1、图1-2）。

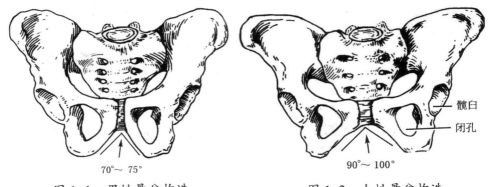

图 1-1　男性骨盆构造　　　　图 1-2　女性骨盆构造

近年来有研究发现，一些骶骨除了有耳状面，还存在着副耳状面，副耳状面构成副骶髂关节（accessory sacroiliac joint）。副骶髂关节由除正常骶髂关节面外的一个或多个副关节面构成，被关节囊包绕，也属于滑膜关节。构成副骶髂关节的骶骨副耳状面多为扁平状的圆形或椭圆形，呈凸面型或凹面型，周围轮廓不规则，多位于骶外侧嵴的下部。

（二）骶髂关节的韧带构成

骶髂关节部环绕着几条较宽大的韧带，限制着骶髂关节的运动。其中，连接骶骨和髂骨的韧带有骶髂前韧带、骶髂后韧带和骶髂骨间韧带。骶髂前韧带呈弓形，连接骶骨骨盆面与髂骨的附关节沟。骶髂骨间韧带是较大的韧带，填充于骶髂关节后上部不规则的关节间隙，这是最大、最坚韧的纤维联合。骶髂后韧带覆盖于骶髂骨间韧带，两者共同连接骶髂关节的后 2/3，同时分出骶髂后长韧带，与骶结节韧带相连。连接骶骨和坐骨的韧带有骶结节韧带和骶棘韧带。骶结节韧带厚而坚韧，位于骨盆的后下方，呈扇形分布，其中部分韧带加入骶髂关节的后韧带中。骶棘韧带为相对较薄的三角形组织，位于骶结节韧带的前方。

（三）骶髂关节周围的肌肉

骶髂关节周围的肌肉作为骶髂关节活动的主要动力，与韧带和筋膜形成一个整体，一起维系腰椎和骶髂关节的稳定。这些韧带和筋膜位于肌肉的起始或终止部分，起到稳定脊柱和骨盆作用。在静止状态下和活动时，这些肌肉对骶髂关节面都会产生压力，因而构成了自身支架系统。自身支架系统使骶髂关节能适应人体的各种活动，在骶髂关节面遭受巨大剪切力时具有重要的保护作用，是稳定骶髂关节的必要结构。维系骶髂关节的主要肌肉有竖脊肌、背阔肌、臀大肌、梨状肌、股二头肌、腹横肌和腹内斜肌等，这些肌肉起于或止于骶骨或髂骨，对维持骶髂关节的稳定起着重要的作用。

二、骶髂关节的生物力学特点

（一）骶髂关节骨性结构的生物力学特点

1. 骶骨的生物力学特征

骶骨呈上宽下窄形态，具有较强的承重能力，对维持人体生物力学稳定起到重要作用。骶骨的凹面紧密嵌入髂骨的凸面，起到了支撑人体躯干并将负载传至下肢的作用。骶骨的耳状面后上方较前上方宽大，而其前下部较后下部宽，这种解剖学结构特点，增强了骶骨在腰部屈伸时的稳定性。骶椎上宽下窄，呈楔状插入两侧髂骨之间，故此处负重越大，骶髂关节面越紧密，这种现象被称为骶髂关节的"自锁现象"，这种倒插结构被称为"自动内锁装置"，可增大关节面间的摩擦阻力，防止骶骨下滑过度，同时起到防止骶骨向后位移的作用。骶骨底的运动朝向前下，而骶骨内侧面的运动朝向后上，过种排列与拱桥上拱心石的作用相似，施加的压力越大，抵抗力就越大。有学者通过计算机模拟技术测得骶骨承重 1000N（牛顿）时，骶髂关节向侧方移位 0.5mm，向腹侧移位 1.8mm，向下方移位 1.5mm。

2. 骶髂关节的生物力学特点

骶髂关节属于骨盆环的后环，是支撑人体躯干并完成力学传导的重要结构。骨盆位于躯干的基底，它支托腹部并连接脊柱和下肢，支撑体重。两个对称的髂骨和骶骨凭借两侧骶髂关节和前方的耻骨联合连成一体，形成骨盆环，相互传递应力。骶髂关节上连腰骶关节，下连髋关节，起到承上启下的作用，在骨盆生物力学结构中主要负责维持骨盆的稳定及将人体上部的重力平均分给两侧髋关节。骨盆前部结构对骨盆环稳定起到的作用只占 40%，而后部结构的作用占 60%。骶髂关节面的自身形态为其提供稳定的力学结构。骶髂关节是人体内最大的轴式关节，平均表面积有 $17.5cm^2$，活动度非常小，较难测量。骶髂关节的关节面并非矢状面，而是呈螺旋状。有学者利用计算机辅助图像分析系统对骶髂关节面形态进行分析，结果显示骶骨和髂骨的耳状面在外形上相对应，呈齿轮样咬合的特殊关节面形态；骶髂关节中部隆起，并向髂骨关节面头支和尾支的中轴线方向延伸，关节面中部凹凸程度最大，形成稳定的力学结构；凹凸的增多适应了骶髂关节间强大的应力作用；应力载荷是造成骶髂关节面粗糙的主要因素，关节面粗糙可有效增加摩擦系数。

（二）骶髂关节软组织结构的生物力学特点

1. 骶髂关节周围韧带的生物力学特点

骶髂前韧带可加强骶髂关节囊前部及下部的稳定性，阻挡髂骨外旋及垂直剪式应力；骨间韧带可防止骶髂关节在垂直轴和前后轴上出现位移和分离；骶髂后韧带可以阻挡剪式应力及髂骨内旋，防止骶骨前移。Tile（蒂勒）通过力学研究证实，如果能保持骶骨后韧带复合体的完整，即使其他韧带均断裂，也不会发生骨盆的上下移位及前后移位。该复合体控制旋转力的骶结节韧带的作用是防止骶骨沿左右轴旋转（屈曲）。理论上，骶骨沿垂直轴的旋转，将使同侧骶结节韧带的应力增加，骶棘韧带的功能是对抗左右轴和垂直轴上的旋转。骶结节韧带和骶棘韧带还具有阻止骶骨向腹侧倾斜的作用。可见，骶髂关节周围的韧带起到了维持骶髂关节稳定性的作用，它们与骶骨、髂骨及其周围肌肉共同构成了骶髂关节的解剖学稳定系统和生物力学稳定系统。

2. 骶髂关节周围肌肉的生物力学特点

髂骨在骶骨关节面上主要受两个方向的旋转力，一个是向前旋转力，另一个是向后旋转力。股直肌、腹直肌、阔筋膜张肌强烈收缩时，可使髂骨在骶髂关节面上向前旋转；当下肢固定时，臀大肌的收缩会使骨盆向后倾斜，并引起股二头肌、半腱肌、半膜肌、腘绳肌的收缩，造成坐骨结节向前下方旋转，从而导致髂骨在骶髂关节面上向后旋转。

髂骨在骶骨关节面上受到旋转力，只是引起骶髂关节半脱位的条件之一，只有当其超过足以超过关节稳固力的极限时，才会破坏骶髂关节的稳定性。通常情况下，人体运动是在神经支配下的协调运动，一块或一群肌肉收缩时都会伴有其拮抗肌的放松。做自主运动时，关节不但不会超过功能位置，反而会对骶髂关节的稳定性起到重要作用。有学者利用能够感应骶骨与髂骨相对运动的彩色多普勒超声成像技术，研究肌肉对骶髂关节稳定性的作用，结果表明股二头肌、臀肌的运动可以增强骶髂关节的稳定性，并有助于改善负荷自脊柱向下肢传导的效果。Pel（佩尔）等用静态3D（三维）模型研究站立时不同情况下骶髂关节剪切力的减少程度，通过用生物力学分析骶髂关节的稳定性，结果表明髋关节屈肌和伸肌的收缩可以使骶髂关节间的压力增加70%，剪切力减少20%，腹横肌和盆底肌的收缩可以使骶髂关节间的压力增加400%，剪切力也减少20%。另有研究表明，所有邻近骶髂关节的肌肉均有纤维扩张部折入其前、后方的韧带，以加强关节囊及韧带的力量，共同维持关节的稳定性，并有筋膜在肌肉后方进一步加强力量。由于肌肉主要在关节的后方，因此骶髂关节前方的力量较薄弱，肌肉活动可能会增大骶髂关节前后力量的不均衡。

三、骶髂关节错缝的发病机理

（一）内分泌因素

妇女在经期、怀孕、分娩和产后，由于内分泌环境的变化，可使包括骶髂关节周围韧带在内的骨盆韧带松弛，造成骶髂关节不稳。在分娩过程中，胎儿挤压骨性产道，腹直肌及腹外斜肌强力收缩并牵拉耻骨上的附着点，都可通过暴力传达，使骶髂关节错位。婴儿娩出后产妇的腹压骤降，骶髂关节瞬间对合，关节面对合欠佳可形成错位。产妇分娩后，松弛的韧带未完全恢复，此时若劳累、轻度扭伤或碰撞受伤等，也可发生骶髂关节错位。

（二）外力因素

骶髂关节面有软骨存在，且有滑膜附着，可有少许旋转、上下、前后的活动。当姿势不当，或遭受扭转外力时，即可导致骶髂关节扭挫，使关节结构紊乱，此时关节内负压又可将滑膜吸入关节腔而发生嵌顿，从而出现一系列典型症状和体征。骶髂关节是联系人体躯干与下肢的桥梁，是重力传递的环节之一，体重的压力和外来的冲击力多集中于此部位，因而受伤的机会较多。当旋转范围超过生理活动范围时，骶髂关节嵴样隆起与凹陷过度移位，使骶髂关节固定于某一位置，不能自行恢复至正常解剖状态而出现关节半脱位。驾车时，座椅与油门、刹车的距离太远，或右足动作变换频繁、用劲过大，也可导致骶髂关节错缝。

（三）年龄因素

中老年人骶髂关节错位，可能是由慢性劳损或退行性变所致。内分泌失调、韧带松弛、关节退行性变可使关节松弛进而引起本病。年老、体弱多病、活动量少或长期久坐，使骶髂关节负重增加，肌张力下降，牵拉应力下降，导致骶髂关节稳定性异常，是导致骶髂关节错位的主要原因。

四、推拿治疗骶髂错缝症的作用机制

目前，我们普遍认为骶髂关节的稳定结构有两种，即解剖学稳定系统和生物力学功能稳定系统。

解剖学稳定系统包括骨性稳定结构和软组织性稳定结构。骨性稳定结构主要由关节面凹凸、相互啮合的内锁形态决定，软组织性稳定结构主要由骶髂关节周围韧带组成。

生物力学功能稳定系统包括静力性稳定组织和动力性稳定组织。静力性稳定组织主要由完整的骨盆骨骼及骨盆内部韧带结构组成，动力性稳定组织主要由骶髂关节周围的肌肉及其筋膜组成。即使在静止状态下，骶髂关节周围的肌肉仍处于动态，即维持拮抗肌的张力平衡，起到稳定骶髂关节的作用。

对于骶髂关节半脱位，推拿手法治疗可以调整骶髂关节的错位，恢复骶髂关节的静力性稳定，还可以松解相关肌肉、韧带，改善其力学特性，恢复骶髂关节的动力性稳定。

（一）恢复骶髂关节静力性稳定

骶髂关节的错位，可以破坏骶髂关节静力性稳定。手法治疗的关键就是纠正骶髂关节的前后错位，恢复脊柱的承重力线。由笔者首创的"蛙式四步扳法"，对治疗骶髂关节前脱位和后脱位具有很好的疗效。有学者认为，采用屈膝屈髋冲压手法可以纠正骶髂关节前旋半脱位，双手整骶手法可以纠正骶髂关节后旋半脱位，通过纠正骶髂关节半脱位，可以恢复骨盆及脊柱的生理力学和功能力学稳定。也有学者通过按压骶骨上端、髂后上棘及坐骨结节，采用短杠杆微调手法治疗骶髂关节紊乱，取得良好疗效。

（二）恢复骶髂关节动力性稳定

通过推拿手法治疗，可以恢复骶髂关节周围肌肉的力学特性，从而恢复骶髂关节的动力学稳定。中医学认为，推拿具有舒筋通络、活血化瘀的作用，通过点穴直接刺激穴位和经络，加快局部组织血液循环，再用理筋手法，可促进损伤组织的修复，放松肌肉，缓解肌肉痉挛，增强肌肉和韧带的力量，增强骶髂关节的稳定性。现代研究表明，推拿手法可以改善肌肉组织的力学特性、提高肌力、加快受损肌肉组织的修复、改善骨骼肌的超微结构。有学者认为，通过推拿手法治疗股二头肌损伤可以缓解股二头肌的紧张痉挛，解除由股二头肌功能障碍引起的骨盆代偿性倾斜所致的脊柱生物力学平衡失调。

五、存在的问题及思考

使用推拿手法治疗骶髂关节紊乱，应该对骶髂关节的解剖学和生物力学特征及其作用机制予以了解，整复关节错位，改善其周围韧带及肌肉的力学功能，从而恢复骶髂关节的动力性稳定和静力性稳定。目前，以骶髂关节静力性平衡和动力性平衡的生物力学为依据，客观、科学地治疗骶髂关节紊乱的方法较少，缺乏大样本、客观的数据支撑。此外，目前对推拿手法治疗骶髂关节紊乱的疗效缺乏客观统一的评价标准，临床常以手法扳动过程中闻及"咔嗒"声，或手法扳动过程中体察到手下"松动"感为依据，判断复位是否成功，尚没有客观证据支持推拿手法可明显改变骶髂关节的解剖位置。操作过程中听到的"咔嗒"声也很可能来自附近的小关节。

目前，针对本病有三维步态分析、先进的影像技术、表面肌电图等多种研究方法，但尚处起步阶段，仍需要进一步研究，虽然可通过计算机模拟载荷、进行运动幅度数据量化进行研究，但与临床应用还有一定差距。对骶髂关节的研究，无论是解剖学方面，还是生物力学方面，都局限于本学科，缺乏整体性和关联性，如何把生理力学、功能力学、神经科学、磁学、光学等知识和技术运用于骶髂关节研究仍需要进一步探讨。如何明确骶髂关节错缝的影像学病理特征、如何实体观察推拿手法对骶髂关节错缝的作用机制及疗效评价亟待解决。

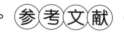

参　考　文　献

［1］栾明拥，栾明义，汪超，等.栾氏正骨诊治骨关节错缝的特点［J］.辽宁中医杂志，2002，29（8）：462-463.

［2］朱清广，房敏，沈国权，等.推拿治疗骶髂关节紊乱生物力学效应［J］.颈腰痛杂志，2009，30（2）：163-166.

［3］李义凯.脊柱推拿的基础与临床［M］.北京：军事医学科学出版社，2001：172.

［4］庄礼尚，陈肃标，郑少瑜，等.骶骨耳状面倾斜度及相关径线［J］.广东解剖学通报，1992（1）：1-6.

［5］柏树令.系统解剖学［M］.北京：人民卫生出版社，2001：95-99.

［6］Vrahas M，Hern TC，Diangelo D，et al.Ligamentous contributions to pelvic stability［J］.Orthopedics，1995，18（3）：271-274.

［7］Zheng N，Watson LG，Yong-Hing K.Biomechanical modelling of the human sacroiliac joint［J］.Medical & biological Engineering & computing，1997，35（2）：77-82.

［8］Tile M.Acute pelvic fractures：I.Causation and classification［J］.The Journal of the American Academy of Orthopaedic Surgeons，1996，4（3）：143-151.

［9］Bernard TN Jr，Cassidy JD.The sacroiliac joint syndrome.Pathophysiology，diagnosis and management.In：Frymoyer JW（ed）.The adult spine［J］.NewYork：Raven，1991：2107-2130.

［10］Walker JM.The sacroiliac joint：a critical review［J］.Physical therapy，1992，72（12）：903-916.

［11］钱齐荣，贾连顺，高建新，等.骶髂关节面形态的测量及其生物力学意义［J］.临床骨科杂志，2002，5（1）：1-5.

［12］Tile M.Fractures of the acetabulum［J］.Orthopedic Clinics of North America，1980，11（3）：481-506.

［13］Brunner C，Kissling R，Jacob HA.The effects of morphology and histopathologic findings on the mobility of the sacroiliac joint［J］.Spine，1991，16（9）：1111-1117.

［14］van Wingerden JP，Vleeming A，Buyruk HM，et al.Stabilization of the sacroiliac joint in vivo：verification of muscular contribution to force closure of the pelvis［J］.European spine journal，2004，13（3）：199-205.

［15］Pel JJ，Spoor CW，Pool-Goudzwaard AL，et al.Biomechanical analysis of reducing sacroiliac joint shear load by optimization of pelvic muscle and ligament forces［J］.Annals biomedical engineering，2008，36（3）：415-424.

［16］范炳华.推拿学［M］.北京：中国中医药出版社，2008：166-168.

［17］王廷臣.骶髂关节错位的理论思考［J］.中国组织工程研究与临床康复，2008，12（11）：2161-2163.

［18］汤华丰.实用脊椎外科学［M］.上海：上海科学普及出版社，1990：130.

［19］姬军风，屈强，朱艳，等.消肿止痛膏配合手法治疗骶髂关节半脱位［J］.现代中医药，2006，26（3）：20-21.

［20］黄树林，张国强.中老年骶髂关节骨错缝98例治疗体会［J］.中医正骨，

1997, 9 (3): 34.

[21] 李明, 徐荣明. 骶髂关节的解剖学和生物力学研究现状 [J]. 骨与关节损伤杂志, 2003, 18 (7): 493–495.

[22] 孙雪生, 黄素芳, 王朝亮, 等. 手法复位治疗骶髂关节紊乱的治疗体会 [J]. 泰山医学院学报, 2006, 27 (4): 351–352.

[23] 朱剑文, 姚栩新, 洪向东. 短杠杆微调结合针刺推拿治疗骶髂关节紊乱 46 例 [J]. 上海中医药杂志, 2006, 40 (9): 57.

[24] 严隽陶, 赵毅. 现代中医药应用与研究大系·推拿 [M]. 上海: 上海中医药大学出版社, 1998, 127–129.

[25] 屈留新, 邢丽阳. 手法治疗股二头肌损伤型腰腿痛的疗效分析及机理研究 [J]. 中国中医骨伤科杂志, 2002, 10 (3): 43–44.

第二章　骶髂关节错缝症医案

一、产后骶髂关节错缝症医案

（一）产后骶髂关节错缝"0号"案

患者女性，31 岁，某中学数学老师。初诊时间：1993 年 10 月。患者神清，痛苦面容，焦虑，行走时弓背、撅左臀。

主诉：左侧腰腿痛 3 年。

现病史：患者 3 年前不明原因出现左侧腰骶痛，进行性加重，逐渐出现弓背弯腰，迈不开步，呈鸭步样扭臀行走，上课时不能久站，有时需要坐着讲课，出门乘公交车时上车困难。3 年中勉强上课的时间只有半年，其余时间都在请病假休养、求医。3 年来从诸暨看到绍兴，从绍兴看到杭州，看过无数专家门诊，多次接受 CT（计算机体层成像）、MRI（磁共振成像）检查，均诊断为"腰椎间盘突出症"。本次来杭州已看了 3 次专家门诊，均诊断为"腰椎间盘突出症、腰椎椎管狭窄症、腰肌劳损"，建议手术治疗。经其妹妹介绍前来就诊。

问诊过程：

问："结婚了吗？"答："结婚了。"

问："有小孩吗？"答："有。"

问："小孩几岁啦？"答："3 岁。"

问："是自然分娩吗？"答："是的，宝宝较大，7 斤 2 两（3.6kg）。"

问："你腰骶痛是生小孩前就有的，还是生小孩后出现的？"答："生小孩后才出现的。"

问："去产科医院复诊过吗？"答："去过，拍了骨盆片说耻骨联合分离2.8cm，医生说产后耻骨联合分离很常见的，我的情况也不算严重的，养养会好的。"

问："有建议你用骨盆带吗？"答："没有。"

问："做了那么多次 CT、MRI 检查，医生的诊断是什么？"答："腰椎间盘突出症。"

问："你有下肢放射性疼痛、麻木吗？"答："没有。"

问："医生给你做过体格检查吗？"答："没有。"

问："你接受过哪些治疗？"答："吃药、打针、输液、针灸、理疗等，各种治疗都试过，就是不见好转，且弓背越来越明显，步子迈不开，其间断断续续上了一个学期的课。"

专科检查：腰椎活动度检查结果为前屈45°，后伸10°，左旋45°，右旋30°，左侧屈30°，右侧屈20°。取俯卧位，脊柱居中，侧弯不明显，腰椎生理曲度基本正常，左侧竖脊肌紧张，腰骶部压痛（+），左侧髂后上棘隆起，骶髂关节压痛（+++），右侧骶髂关节压痛（+），左侧跟臀试验（+），左下肢较右下肢长约1cm。左侧直腿抬高45°，右侧直腿抬高70°，左侧"4"字试验（++），右侧"4"字试验（-），骨盆分离试验（+），双侧踇趾背伸、跖屈肌力正常。

辅助检查：阅读患者自带CT、MRI片，腰椎生理曲度存在，L_3/L_4（"L"为腰椎英文缩写，下同）椎间盘膨出，L_4/L_5、L_5/S_1（"S"为骶椎英文缩写，下同）椎间盘突出，硬膜囊受压；骨盆平片显示耻骨联合分离，左侧耻骨联合端向左分离2cm，左侧骶髂关节密度增高，兼显盆腔内粪团积聚（追问病史，患者便秘3年，每2～3天解1次，且肚子一直很胀），影像学诊断为左侧骶髂关节致密性骨炎（图2-1）。

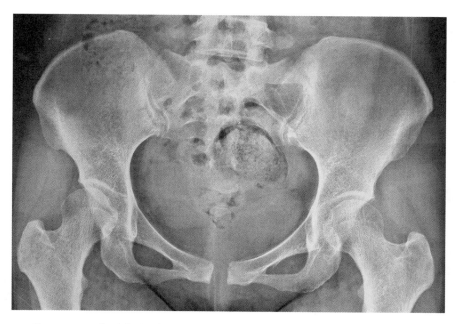

图2-1 耻骨联合左移，左侧骶髂关节密度增高，盆腔内宿便积聚

诊断：产后骶髂关节错缝症（左侧型）；耻骨联合分离（左侧型）。

推拿治法：蛙式四步扳法，骶髂关节按压法，腰骶部擦法。

1. 蛙式四步扳法

该治法分自体牵引法、屈髋屈膝扳法、蛙式外展扳法及外展后伸扳法四步操作。

（1）自体牵引法：采用左侧下肢自体牵引法。患者取俯卧位，在左侧髂前部垫一枕头，骨盆的 1/4 连同患侧下肢自然悬垂于治疗床外，足尖着地，不能用力支撑，利用下肢自身重量做自体牵引，起到松解骶髂关节的作用（图 2-2）。牵引时间 15 分钟，而后进行第 2 步操作。

（2）屈髋屈膝扳法：继上式，在自体牵引姿势的基础上，医者以一手托住患者患侧膝部，另一手向下用力按压患者患侧骶髂关节处，做极度屈髋屈膝运动。操作时，按压与屈髋屈膝同步进行（图 2-3），重复操作 3 次，而后进行第 3 步操作。

（3）蛙式外展扳法：继上式，在极度屈髋屈膝姿势的基础上，医者托膝关节的手帮助患者的骶髂关节作蛙式外展运动，按压骶髂关节的手用力向下按压。操作时，按压与外展扳动同步进行，呈蛙式泳姿状（图 2-4），重复操作 3 次，而后进行第 4 步操作。

（4）外展后伸扳法：继上式，在极度蛙式外展姿势的基础上，医者托膝关节的手帮助患者的骶髂关节作后伸运动，按压骶髂关节的手用力向下按压。操作时，托膝关节的手用力作后伸扳动，按压骶髂关节的手用力向下按压。操作时，按压与向后扳动同步进行（图 2-5），重复操作 3 次。

上述后 3 个步骤循序渐进，重复操作 3 遍。

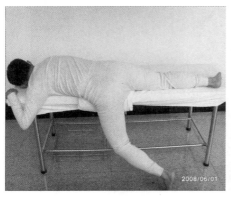

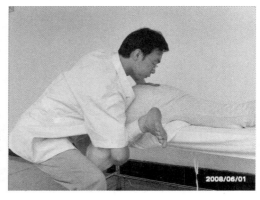

图 2-2　自体牵引法　　　　　图 2-3　屈髋屈膝扳法

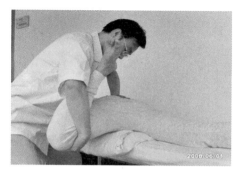

图 2-4　蛙式外展扳法

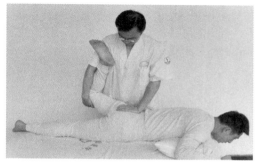

图 2-5　外展后伸扳法

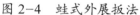

● 附：蛙式四步扳法操作视频

微信扫描二维码
查看视频

2. 骶髂关节按压法

在患者左侧骶髂关节处用叠拇指按压法，操作时掌握两个"45°原则"，即沿髂后上棘向脊柱方向 45° 和斜向下骶髂关节方向 45° 按压，以患者能忍受为度，操作时间为 2～3 分钟。

3. 腰骶部擦法

在患者腰骶部及左侧骶髂关节处涂上介质（常用冬青膏或其他市售膏剂，本团队采用自制的三辛椒摩膏），在腰骶部用横擦法，在骶髂关节处沿关节间隙用直擦法，以透热为度。

治疗结束后的专科检查：患者能挺直行走，腰骶关节压痛减轻，左侧骶髂关节压痛（＋），右侧骶髂关节压痛（－），左侧跟臀试验（－），双下肢等长。左侧直腿抬高 75°，左侧"4"字试验（±），骨盆分离试验（±）。

医嘱：卧床休息，注意腰部保暖，避免大幅度下肢运动。每周治疗 3 次，隔日 1 次，5 次为 1 个疗程。

二诊：患者身体挺直，步态自如。自诉腰腿痛明显减轻，前一晚总算睡了一个好觉，现在走路轻松多了，就诊当天大便通畅了，左大腿后外侧仍有酸胀不适。使用前法继续治疗，增加下腰段斜扳法治疗。

三诊：患者腰骶关节压痛消失，左侧骶髂关节压痛（±），髂后上棘隆起压痛仍存在，左侧跟臀试验（－），双下肢等长。双侧直腿抬高 ≥ 80°，双侧"4"字试验（－）。参照二诊治法继续治疗。

四诊、五诊：四诊及五诊以消除临床症状为主，按照腰腿痛常规治疗方法进行巩固性治疗。共推拿治疗 5 次，症状完全消失，随访 23 年无复发。

【按语】

该案例患者腰腿痛 3 年，3 年辛酸求医路，是笔者大学毕业从医 13 年后碰到的第一例疑难病症，故称其为骶髂关节错缝症 "0 号"患者。疑难在哪里？患者 CT、MRI 检查明确诊断腰椎间盘突出，有腰腿不适症状，为什么 3 年就医不见效，反而越来越严重？问题在哪里？尽管患者明确存在腰椎间盘突出，但其腰腿痛却在产后才出现，且否认怀孕期间有腰部损伤及腰痛史，这又该如何解释？既然是腰椎间盘突出，为什么其体征与椎间盘突出情况不符？纵观该案例诊治经过，给我们的启示主要有以下 4 个方面：

1. 问诊是诊断的前提

中医学强调"望、闻、问、切"，伤外科病症临床问诊有"十问歌"：一问主诉，二问伤势，三问受伤时间，四问受伤时的原因和体位，五问伤处（包括活动和气候影响情况），六问疼痛部位，七问受伤后的肢体功能，八问医治经过，九问既往史，十问家族史及个人史。以本病案为例，通过问诊、查体，可归纳出的重要有效信息有患者有分娩史，胎儿较大，生小孩后出现腰腿痛，但无下肢放射性痛麻症状，不优先考虑腰椎间盘突出症；骨盆片显示耻骨联合分离 2.8cm，考虑与分娩有关；未采取辅助康复措施，表明其失去了最佳康复时机；症状进行性加重，是病程时间长，病因持续得不到消除所致。规范、系统的问诊可以帮助我们去粗存精，去伪存真，理清思路，优先考虑病因的选项，可见系统问诊对明确病因有重要意义。

2. 体格检查是诊断的重要环节

体格检查应按伤外科病症的规范检查进行，包括"望、问、摸、量"四诊，这是临床实践中形成的行之有效的特色诊断方法。很遗憾，患者 3 年中没有系统地进行过体格检查。从专科检查来看，患者脊柱居中，无弓背，无侧弯，说明其弓背撅臀行走是假象，是避免疼痛的"被动"体态；跟臀试验（＋），骨盆分离试验（＋），提示病变部位在骶髂关节；左侧竖脊肌紧张，左骶髂关节压痛（＋＋），左侧跟臀试验（＋），左侧髂后上棘隆起压痛，左侧直腿抬高 45°，左侧"4"字试验（＋＋），这一系列的阳性体征更指向病变部位在左侧骶髂关节；结合问诊，患者自诉无下肢放射性痛麻症状，双侧踇趾背伸、跖屈肌力无改变，说明其症状与腰椎间盘突出无明显相关性。可见，规范、系统的体格检查可以帮助我们找到病因，明确病变部位，为精准治疗奠定基础。体格检查对明确诊断来说具有重要价值。

3. 辅助检查是明确诊断的佐证

影像学检查是目前伤外科医生最常用的检查方法，在明确诊断、排除医疗风险方面具有十分重要的价值。但是，检查项目的选择要有明确的针对性，目前临床上普遍存在贪大求洋的现象，CT、MRI 检查已十分普遍，且重复检查颇多。该案例中患者多次重复进行 CT、MRI 检查，而忽略了骨盆 X 线片显示的左侧骶髂关节密度增高与病情的相关性，以致腰椎间盘突出诊断的"帽子"久久不能摘除。该患者始终没有膝关节以下痛、麻的症状，且踇趾背伸、跖屈肌力无改变，与腰椎间盘突出症的诊断存在明显不符。可见，影像学的检查结果只是供临床参考，不能作为诊断的唯一依据，临床应该结合病因、症状、体征，"四诊合参"来综合分析。同时，提高自我阅读影像片的能力，提高临床分析能力和鉴别分析能力也是很重要的方面。

4. 创新治法是关键

对骶髂关节错缝症的诊断和治疗没有现成模式可供参照，现有教材和专著中也很少涉及此病，更没有成熟的治疗方法。《医宗金鉴·正骨心法要旨》中有"骨节间微有错落不合缝者"的记载，但对哪里错缝、怎样治疗没有明述。该案例虽明确诊断为骶髂关节错缝症，但症状持续 3 年，关节间韧带、筋膜粘连严重，推拿手法整复必以松解骶髂关节为先，而现有腰椎牵引只作用于腰椎，要想松解骶髂关节粘连是根本不可能的，因此如何松解骶髂关节成了难题。笔者在苦思冥想中突然蹦出是否可以从骶髂关节解剖结构入手的念头！骶髂关节的关节面属于耳状结构的侧向关节面，那么通过肢体悬挂牵引不是能够使骶髂关节松解吗，于是马上构思出蛙式四步扳法，含自体牵引法、屈髋屈膝扳法、蛙式外展扳法及外展后伸扳法四步。蛙式四步扳法的基本操作原理如下：自体牵引法的主要作用，是通过患侧下肢自然下垂的牵引力，使骶髂关节背侧面松解；屈髋屈膝扳法的主要作用，是使髂骨的上关节面向背侧松解，髂骨的下关节面向腹侧松解；蛙式外展扳法的主要作用，是使髂关节腹侧面产生松解；外展后伸扳法的主要作用，是使髂骨的上关节面向腹侧松解，髂骨的下关节面向背侧松解。通过蛙式四步操作，可使骶髂关节的背侧面、腹侧面，上关节面、下关节面都得到松解，为骶髂关节的自我"合缝"创造条件，符合推拿整复错缝关节的基本原理。

通过"0 号"案例的实践应用，目前已形成规范的产后骶髂关节错缝症诊断流程，以及产后骶髂关节错缝症创新"蛙式四步扳法"的规范治法，该治法已入编"十一五""十二五"国家级规划教材《推拿学》，以及全国中医药行业高等教育"十三五""十四五"规划教材《推拿治疗学》，2011 年入编《推拿优势病种诊疗技术》专著，由中国中医药出版社出版，获中华中医药学会学术著作奖三等奖，2017 年增加验案举例后修订出版了第二版。

（二）产后骶髂关节错缝伴耻骨联合分离案

患者女性，32 岁，某公司职员。初诊时间：2014 年 12 月。患者神清，痛苦面容，焦虑，扭臀步态。

主诉：右侧腰骶及耻骨联合部疼痛加重 4 月余，上下楼梯时疼痛明显。

现病史：患者于 2014 年 6 月足月顺产，婴儿 3.4 千克，产后腰骶（右）、耻骨联合处持续疼痛，产后复查显示耻骨联合分离 2.6cm，产科医生认为属于产后常见现象，月子里注意休养即可。产假期间疼痛有所减轻，症状较前有好转。3 个月产假期满后开始上班，右侧腰骶及耻骨联合部疼痛逐渐加重，行走时有被卡住的感觉，上下楼梯时疼痛尤为明显，以致害怕上下楼。经人介绍前来专家门诊就诊。

专科检查：一般情况可，腰骶关节压痛（＋），右侧髂后上棘隆起、右侧骶髂关节压痛（＋＋），左侧骶髂关节压痛（＋），耻骨联合压痛（＋＋），双侧直腿抬高 40°，双侧"4"字试验（＋），骨盆分离试验（＋）。

辅助检查：进行骨盆正位摄片检查，结果显示腰椎左侧弯存在，双侧骶髂关节长条形骨密度增高，右侧尤为明显，耻骨联合分离 1.5cm，左侧耻骨联合面毛糙，明显左移，偏离骶骨中线，左侧髂耻线变短，两侧闭孔不对称（图 2-6）。

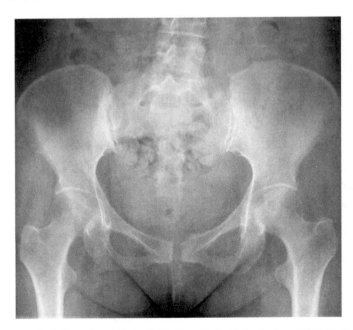

图 2-6 骶髂关节长条形骨密度增高，耻骨联合分离，两侧闭孔不对称

诊断：产后骶髂关节错缝症（双侧型）；耻骨联合分离（左侧型）。

推拿治法：蛙式四步扳法，理筋通络法，腰骶部斜扳法，腰骶部擦法。

1. 蛙式四步扳法

该治法分自体牵引法、屈髋屈膝扳法、蛙式外展扳法及外展后伸扳法四步操作（双侧同期治疗）。

（1）自体牵引法：采用下肢自体牵引法，操作方法同上一案。

（2）屈髋屈膝扳法：操作方法同上一案。

（3）蛙式外展扳法：操作方法同上一案。

（4）外展后伸扳法：操作方法同上一案。

上述后 3 个步骤循序渐进，重复操作 3 遍。考虑到患者右侧骶髂关节密度增高明显，先行右侧蛙式四步扳法，后行左侧蛙式四步扳法。

2. 理筋通络法

患者取俯卧位，术者用擦法、按揉法等在患者的腰骶部、双侧骶髂关节及臀部施术，再在骶髂关节处，以及肾俞、大肠俞、八髎、秩边，环跳等穴位处用拇指按揉法、弹拨法等进行重点操作。按揉骶髂关节时应注意作用力方向，沿骶髂关节向内下 45° 方向操作，使力作用于骶髂关节，时间约为 5 分钟。

3. 腰骶部斜扳法

患者取侧卧位，下方肢体伸直，上方肢体屈髋屈膝置于下侧肢体之上，施术者面对患者，以一手（或肘部）按于患者肩前部，另一手（或肘部）按于患者臀部，同时向相反方向用力缓慢扭转腰部，当扭转至有一定阻力时做瞬间增大幅度的扳动。左、右各斜扳 1 次。

4. 腰骶部擦法

在腰骶部及双侧骶髂关节处涂上介质（可用冬青膏或其他市售膏剂，本团队采用自制三辛椒摩膏），在腰骶部用横擦法，在骶髂关节处沿关节间隙用直擦法，以透热为度。

治疗结束后的专科检查：患者腰骶关节压痛消失，右侧骶髂关节压痛（＋），左侧骶髂关节压痛（±），耻骨联合压痛（±），双侧直腿抬高 ≥ 80°，左侧 "4" 字试验转为阴性（图 2-7、图 2-8），右侧 "4" 字试验转为阴性（图 2-9、图 2-10），骨盆分离试验转为阴性（图 2-11、图 2-12）。

医嘱：注意腰部保暖，采用左侧卧位睡觉休息，减少上下楼梯，避免大幅度下肢运动。每周治疗 3 次，隔日 1 次，5 次为 1 个疗程。

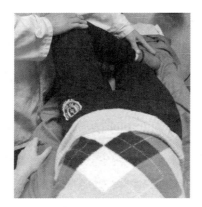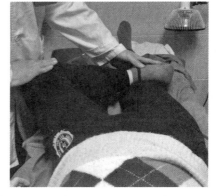

图 2-7　治疗前，左侧"4"字试验阳性　图 2-8　治疗后，左侧"4"字试验阴性

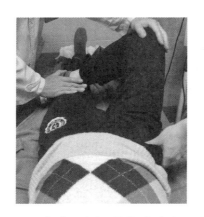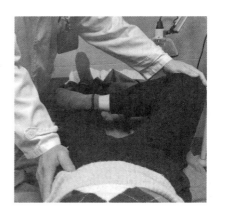

图 2-9　治疗前，右侧"4"字试验阳性　图 2-10　治疗后，右侧"4"字试验阴性

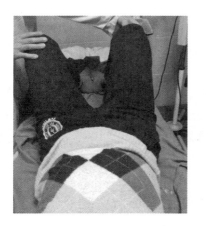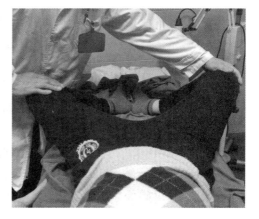

图 2-11　治疗前，骨盆分离试验阳性　图 2-12　治疗后，骨盆分离试验阴性

随访：患者 1 周后未来复诊，电话联系患者，自诉上下楼梯时右侧腰骶及耻骨联合部疼痛消失，各种活动无障碍，认为无须再治疗了。3 个月后电话联系患者，嘱其来进行骨盆 X 线片复查，患者拒绝。随访 1 年半无复发，病获痊愈。

【按语】

产后骶髂关节错缝症是产后女性的常见病、多发病，是困扰女性的产后体形改变的主要原因之一，长期以来未能引起临床的关注，患者往往以腰痛或腰腿痛为主诉，常被诊断为腰肌劳损、下腰痛，被视为产后女性的通（痛）病。民间有生了小孩落下腰痛的毛病后再生一个小孩就会好了的说法。

骨盆由两侧髂骨的耳状关节面与骶骨构成，凭借两侧耻骨间的韧带相连，男性骶骨耳状面的形状类似于倒置的"L"形，狭小垂直，而女性的骶骨短小且弧度较大，耳状面呈"C"形，因而盆腔宽大，利于生育。耻骨联合是由两侧的耻骨联合面依赖纤维软骨连接而成的结构，纤维软骨中间有一纵裂隙，称耻骨联合腔。耻骨联合上方有耻骨上韧带，下方有耻骨弓状韧带加强作用。耻骨联合裂隙间距的正常值约为 7.9mm。在女性妊娠后期，在孕激素的作用下，耻骨联合可出现轻度的分离，使骨盆的径线暂时性增大，以利于分娩，正常情况下这种轻度分离在产后可逐渐复原。该患者产后耻骨联合分离 2.6cm，3 个月的产假期满后仍分离 1.5cm，耻骨联合处一直疼痛，左侧耻骨联合面毛糙，明显左移偏离骶骨中线，这些体征显示耻骨韧带存在撕裂，符合产后耻骨联合分离的诊断。由于临床对耻骨联合分离的严重性认识不足，也缺乏有效的康复手段和措施，以致医生误认为这是产后正常现象，给产妇留下了痛苦。事实上，耻骨联合分离会导致骶髂关节的不稳定，轻者错缝，重者脱位。患者双侧骶髂关节骨密度长条形增高，表明其两则骶髂关节耳状面不稳定，存在摩擦，由此导致关节面磨损，骨膜层破损，临床上易将骶髂关节骨密度增高诊断为骶髂关节致密性骨炎，又因为患者常表现为长期疼痛不减，腰背僵滞，所以很容易被误诊为早期强直性脊柱炎。可见，以管窥天、以郄视文式诊断后果的严重性不言而喻，本团队收集的案例中不乏其人。因此，对于产后女性的腰腿痛，应首先考虑骶髂关节错缝，结合临床体征及影像学检查予以明确诊断，采取有针对性的有效治疗才是硬道理。

该患者尽管临床症状较重，各项专科检查均为阳性，但由于明确为产后骶髂关节错缝所致，通过蛙式四步扳法治疗 1 次，所有阳性体征都转为阴性，随访 1 年半未复发。本案例提示产后女性骶髂关节错缝应引起临床高度关注，蛙式四步扳法是目前治疗产后骶髂关节错缝症的有效方法之一。

（三）产后骶髂关节错缝案

患者女性，26 岁。初诊时间：2016 年 8 月。患者神疲倦怠，精神极差，痛苦面容，焦虑，由丈夫扶着夹臀小步走入诊室。

主诉：产后腰骶及耻骨联合部疼痛、行走不便 5 个月。

现病史：患者个子矮小，于 2016 年 3 月足月生产不顺，因耻骨联合处剧烈疼痛，行会阴侧切娩出 3.1 千克新生儿，产后住院 10 天，切口愈合良好，准予出院。出院时摄骨盆正位片显示左侧骶髂关节间隙增宽，耻骨联合轻度分离，两侧耻骨联合面毛糙、凹凸不平，耻骨间韧带撕裂痕，右侧耻骨端偏离中线，耻骨端上缘有撕脱小骨片游离（图 2-13）。月子里因腰骶部、会阴部疼痛，翻身困难，一直躺在床上休息。孩子满月后患者仍有明显疼痛，尝试行走不能，故一直以卧床休息为主。患者从产后骶髂关节康复微信群中获悉可采用悬吊康复法居家康复，但效果不明显，后查询网络资讯得知我处对此病有研究，特前来门诊就诊。

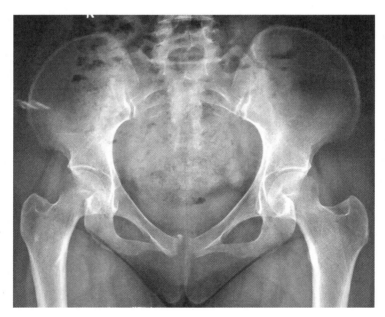

图 2-13　患者自带骨盆平片

专科检查：患者上诊察床困难，在其丈夫帮助下完成。腰骶关节压痛（＋），左侧髂后上棘隆起，骶髂关节压痛（＋＋），右侧骶髂关节压痛（＋），耻骨联合压痛（＋＋），双侧腹股沟耻骨肌、短收肌及长收肌痉挛，压痛（＋＋），双侧直腿抬高 45°，左侧"4"字试验（＋），右侧"4 字"试验（＋＋），骨盆分离试验（＋＋）。

辅助检查：建议补摄骶髂关节左、右斜位 X 线片，患者以处于哺乳期不宜摄 X 线片为由拒绝。

诊断：产后骶髂关节错缝症；耻骨联合韧带撕裂。

推拿治法：蛙式四步扳法，理筋通络法，腰骶部斜扳法，腰骶部擦法。

1. 蛙式四步扳法

该治法分自体牵引法、屈髋屈膝扳法、蛙式外展扳法及外展后伸扳法四步操作（每次治疗左右交替进行）。

（1）自体牵引法：采用下肢自体牵引法，操作方法同前。

（2）屈髋屈膝扳法：操作方法同前。

（3）蛙式外展扳法：操作方法同前。

（4）外展后伸扳法：操作方法同前。

上述后 3 个步循序渐进，重复操作 3 遍。

2. 理筋通络法

患者取俯卧位，术者用擦法、按揉法等在患者的腰骶部、双侧骶髂关节及臀部施术，再在两侧骶髂关节处，以及肾俞、大肠俞、八髎、秩边、环跳等穴位处用拇指按揉法、弹拨法等进行重点操作。按揉骶髂关节时应注意作用力方向，两侧均沿骶髂关节向内下 45° 方向操作，使力作用于骶髂关节。时间约为5 分钟。

3. 腰骶部斜扳法

患者取侧卧位，下方肢体伸直，上方肢体屈髋屈膝并置于下方肢体之上，施术者面对患者，以一手（或肘部）按于患者肩前部，另一手（或肘部）按于患者臀部，同时向相反方向缓慢扭转腰部，当扭转至有一定阻力时做瞬间增大幅度的扳动。左、右各斜扳 1 次。

4. 腰骶部擦法

在腰骶部及骶髂关节处涂上介质（常用冬青膏或其他市售膏剂，本团队用自制三辛椒摩膏），在腰骶部用横擦法，在骶髂关节处沿关节间隙用斜擦法，以透热为度。

治疗结束后的专科检查：腰骶关节压痛（±），右侧骶髂关节压痛（＋），左侧骶髂关节压痛（±），耻骨联合压痛（＋），双侧直腿抬高 ≥ 75°，左侧"4"字试验由（＋）转为（－）（图 2-14、图 2-15），右侧"4"字试验由（＋＋）转为（±）（图 2-16、图 2-17），骨盆分离试验由（＋＋）转为（±）（图 2-18、图 2-19）。

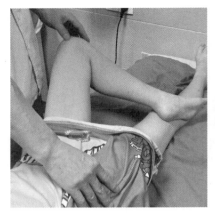

图 2-14　治疗前，左侧"4"字试验（+）

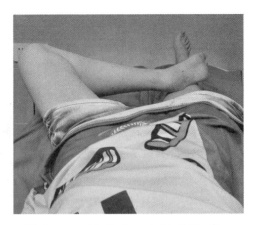

图 2-15　治疗后，左侧"4"字试验（-）

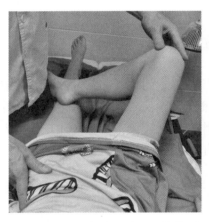

图 2-16　治疗前，右侧"4"字试验（++）

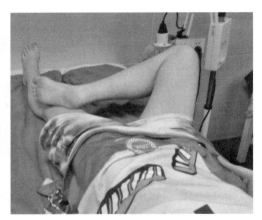

图 2-17　治疗后，右侧"4"字试验（±）

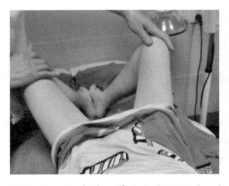

图 2-18　治疗前，骨盆分离试验（++）

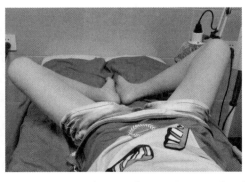

图 2-19　治疗后，骨盆分离试验（±）

　　医嘱：取平卧位，进行自我屈髋屈膝屈伸腿运动训练，双腿交替锻炼，早、晚各 1 次，每次 3 分钟。

　　二诊：症状基本稳定，行走姿势较前好转，腰骶关节、双侧骶髂关节压痛（＋），耻骨联合压痛（＋），双侧直腿抬高 ≥ 60°，左侧 "4" 字试验（－），右侧 "4" 字试验（±），骨盆分离试验（±）。腹股沟处的耻骨肌，长、短收肌仍紧张，压痛（＋）。

　　推拿治法：蛙式四步扳法，耻骨联合部叠指按揉法，腹股沟肌群松解法。

1. 蛙式四步扳法

　　该治法分自体牵引法、屈髋屈膝扳法、蛙式外展扳法及外展后伸扳法四步操作。

　　（1）自体牵引法：采用左侧下肢自体牵引法，操作方法同前。

　　（2）屈髋屈膝扳法：操作方法同前。

　　（3）蛙式外展扳法：操作方法同前。

　　（4）外展后伸扳法：操作方法同前。

　　上述后 3 个步循序渐进，重复操作 3 遍。

2. 耻骨联合部叠指按揉法

　　在其丈夫在场情况下，用一手中指罗纹面按于耻骨联合部，示指叠于中指末节，进行顺针、逆时针方向交替操作，以患者能忍受为限，时间约 3 分钟。

3. 腹股沟肌群松解法

　　在丈夫在场情况下，患者一侧下肢屈膝置于对侧膝关节呈 "4" 字状，施术者用一手拇指按于腹股沟耻骨肌，长、短收肌起点（疼痛部位）做按揉法、擦法交替操作。擦法操作时，另一手配合膝关节做按压，一压一擦，使手法作用力作用于腹股沟处，以患者能忍受为限。另一侧也按此法操作，总治疗时间约 6 分钟。

　　医嘱：同上，指导丈夫进行耻骨联合部指揉法操作，早、晚各 1 次。

　　三诊：患者自诉耻骨联合部及腹股沟处疼痛减轻，晚上基本能睡得安稳。继续进行二诊的治法操作。

　　四诊：自四诊起自体牵引法左右侧轮流操作，共计推拿治疗 12 次，患者的临床症状基本消失，各项专科检查均为阴性，病获痊愈。随访 1 年无复发。

　　【按语】

　　该案例是本团队诊治的 500 余例产后骶髂关节错缝症患者中，治疗次数最多的一例，也是症状、体征最复杂的一例。尽管首次治疗后症状、专科检查复查好转明显，但综合评估情况并不理想。为什么说患者的症状、体征复杂？为什么治疗次数最多？一般情况下，骶髂关节错缝症患者经 3 ～ 5 次蛙式四步扳法治疗，症状、体征即可基本消失，而该患者却治疗了 12 次，原因是什么？我们从患者的症状、体征及影像学检查结果分析，患者存在产后骨盆"三联征"。何为"三联征"？"三联征"是指三种独立症状组合的综合征。临床上单纯的产后骶髂关节错缝较为多见，称为"单纯征"，约占 70%；产后骶髂关节错缝合并耻骨联合分离，称为"二联征"，约占 15%；产后骶髂关节错缝合并耻骨联合分离、耻骨短肌群损伤，称为"三联征"，约占 5%。

该案例患者产后 5 个月仍腰骶、耻骨联合部疼痛，非常态行走，说明其症因复杂，非单纯产后骶髂关节错缝症所能解释。患者的专科检查显示腰骶关节压痛（+），左侧骶髂关节压痛（++），右侧骶髂关节压痛（+），双侧直腿抬高 45°，双侧"4"字试验阳性，骨盆分离试验（++），影像学检查显示左侧骶髂关节间隙增宽，右侧骶髂关节下关节面密度增高影存在，与产后骶髂关节错缝症的诊断相符。患者耻骨联合处疼痛，影像学检查显示耻骨联合轻度分离，两侧耻骨联合端毛糙、凹凸不平，耻骨韧带撕裂痕，右侧耻骨端偏离中线，耻骨端上缘有游离撕脱的小骨片，提示有耻骨联合分离，伴撕脱性骨折，是导致产后 5 个月耻骨联合部仍疼痛的主要原因。专科检查发现双侧腹股沟耻骨肌、短收肌、长收肌痉挛、压痛（++），表明患者分娩时有内收短肌群撕裂损伤，符合骶髂关节"三联征"诊断。该患者 3 种病症夹杂，症状反复，病程延长，是影响疗效的根本原因。

对产后骶髂关节错缝"三联征"的治疗，单纯用蛙式四步扳法显然是不够的。从该案例的诊治过程看，首次采用蛙式四步扳法治疗后，当即再做专科检查，症状、体征改善明显，但二诊时部分症状、体征反弹，复查后考虑是由耻骨联合分离和腹股沟短肌群损伤所致，故采用"三联征"联治，治疗后症状、体征逐渐消失。该案例给我们的启示是对产后骶髂关节错缝症的诊断、治疗不能以"单纯征"来考虑，应该根据症状、体征，结合影像学检查，有针对性地对骶髂关节、耻骨联合、腹股沟内收肌群进行逐一检查，以明确引起症状的原因，根据"症因相关""治因为先"原则，有针对性地进行治疗才能奏效。

（四）产后骶髂关节错缝不能行走案

患者女性，30 岁，某工业园区职员。初诊时间：2016 年 2 月。患者神清，痛苦面容，焦虑、抑郁。

主诉：产后耻骨联合处疼痛、不能行走 4 个月。

现病史：患者于 4 个月前足月顺产，新生儿 3.1 千克，产后耻骨联合分离

（具体分离程度不详），耻骨联合处持续疼痛，一直躺在床上休养，至今仍不能下床行走。曾多次去产科医院门诊就诊，医生认为产后耻骨联合分离是经产妇的常见现象，无特殊治疗方法，静养一段时间后会慢慢恢复。患者从网上获得信息，自备轮椅由其先生驾车前来杭州就诊，用轮椅推至诊室（图2-20）。

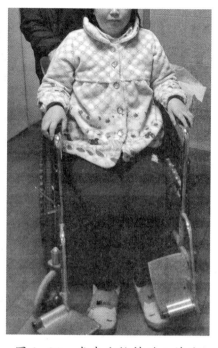

专科检查：患者一般情况可，腰脊居中，双下肢等长，右侧髂后上棘隆起，右侧骶髂关节压痛（＋），左侧骶髂关节压痛（－），双侧跟臀试验（－），双侧直腿抬高约60º，双侧"4"字试验（＋），骨盆分离试验（＋），耻骨联合压痛（＋＋），双侧腹股沟处耻骨肌，以及长、短收肌痉挛，压痛（＋＋）。

图2-20　患者坐轮椅进入诊室

辅助检查：予以骨盆正位摄片检查，结果显示两侧髂嵴等高，双侧骶髂关节间隙模糊，骨密度增高，耻骨联合轻度分离伴右移，右侧耻骨端毛糙，疑似耻骨韧带撕裂痕，两侧闭孔不对称，右侧髂耻线变短（图2-21）。

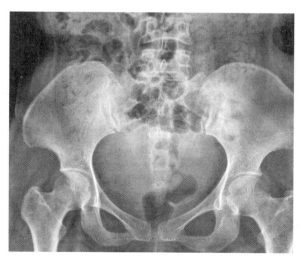

图2-21　两侧骶髂关节间隙模糊，密度增高，右侧耻骨端毛糙，两侧闭孔不对称

诊断：产后骶髂关节错缝症（二联征）。

推拿治法：蛙式四步扳法，骶髂关节按压法，腰骶部擦法。

1. 蛙式四步扳法

该治法分自体牵引法、屈髋屈膝扳法、蛙式外展扳法及外展后伸扳法四步操作。

（1）自体牵引法：采用右侧下肢自体牵引法，操作方法同前。

（2）屈髋屈膝扳法：操作方法同前。

（3）蛙式外展扳法：操作方法同前。

（4）外展后伸扳法：操作方法同前。

上述后 3 个步骤循序渐进，重复操作 3 遍。

2. 骶髂关节按压法

按压部位为右侧骶髂关节，用叠拇指按压法，作用力方向应掌握两个"45°原则"，即沿髂后上棘向脊柱方向 45° 和斜向下（骶髂关节方向）45° 用力按压，使力作用于骶髂关节，按压之力由轻渐重，以患者能忍受为度，按压时间为 2 ～ 3 分钟。

3. 腰骶部擦法

在腰骶部及右侧骶髂关节处涂上介质（常用冬青膏或其他市售膏剂），在腰骶部用横擦法，在骶髂关节处沿关节间隙用直擦法，以透热为度。

治疗结束后的专科检查：双侧直腿抬高 85°，左侧骶髂关节压痛（－），双侧"4"字试验（－），骨盆分离试验（－），耻骨联合压痛消失，左侧腹股沟处耻骨肌，以及长、短收肌轻度痉挛，压痛（＋），能正常行走（图 2-22、图 2-23）。

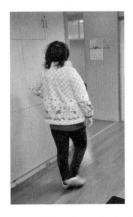

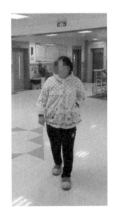

图 2-22　治疗 1 次后患者行走自如　　　图 2-23　患者在大厅行走

● **附：患者治疗1次后行走视频**

微信扫描二维码
查看视频

医嘱：卧床休息，注意腰部保暖，避免大幅度下肢运动。嘱其复查骨盆平片，患者以哺乳为由拒绝检查。嘱其按时复诊，患者未如约复诊，电话联系患者，自诉治疗1次后症状基本消失，因路远故不方便复诊。随访1年半无复发，病获痊愈。

【按语】

该案例是一次治愈的案例之一。分析该案例患者的体征与影像学检查结果可知病属"二联征"，即既有骶髂关节错缝，又合并耻骨联合分离。患者有孕产史，专科检查显示右侧髂后上棘隆起，骶髂关节压痛（＋），双侧"4"字试验（＋），骨盆分离试验（＋），影像学检查显示双侧骶髂关节间隙模糊，骨密度增高，符合骶髂关节错缝症诊断。患者有耻骨联合分离病史，临诊专科检查提示耻骨联合压痛（＋＋），双侧腹股沟处耻骨肌，以及长、短收肌痉挛，压痛（＋＋），骨盆平片检查显示耻骨联合仍存在轻度分离，右侧耻骨联合端右移，而左侧则居中，表明耻骨联合分离的情况在休养4个月后仍存在。患者两侧闭孔不对称，右侧髂耻线变短是由耻骨联合端右移所致。通常情况下，产后耻骨联合分离以左移居多，该案例属于少见现象，有报道认为这种现象与妊娠后期孕妇的体位有关。

本案例通过蛙式四步扳法结合骶髂关节按压法、腰骶部擦法操作治疗一次，并未针对耻骨联合分离治疗即可达到临床治愈，说明该患者的病因以骶髂关节错缝为主，耻骨联合分离并非主要原因。患者耻骨联合压痛，双侧腹股沟处耻骨肌，以及长、短收肌痉挛，有压痛的表现可能是由骶髂关节错缝所致，通过对骶髂关节的整复，这些症状基本消除。该案例提示，临床对产后骶髂关节错缝症的诊断应根据症状、体征、辅助检查结果等进行综合分析，以症求因，得出首先考虑什么原因，其次考虑什么原因，再次考虑什么原因，即按顺序排出第一诊断、第二诊断、第三诊断，治疗时先对第一诊断进行试探性治疗，如果针对第一诊断的治疗效果不明显，则按序进行针对第二诊断、第三诊断的选择性治疗，如果疗效仍不显著，则应另找原因或使用多种方法进行综合治疗。

（五）产后左侧骶髂关节错缝13年案

患者女性，41岁，私营业主。初诊时间：2016年12月。患者神清，焦虑、抑郁。

主诉：反复左侧腰骶痛13年，加重1年余。

现病史：患者于 2003 年产后出现持续性左侧腰骶痛，左腿跨不出步，呈撅臀步态，一直以为是"腰肌劳损"，腰痛明显时自购"麝香止痛膏"敷贴，症状能缓解。1 年前外出旅游劳累后一直腰痛，至今不能缓解，于当地医院拍片诊断为"腰椎横突肥大与假关节形成"，认为是先天性的，没有特殊处理办法，如果实在疼痛难忍，只能把肥大的横突切除。患者不愿手术，特前来专家门诊就诊。

专科检查：患者一般情况可，腰脊居中，双下肢等长，左侧髂后上棘隆起，左侧骶髂关节压痛（＋），双侧直腿抬高试验基本正常，双侧"4"字试验（＋），双侧跟臀试验（＋），骨盆分离试验（－），耻骨联合压痛（＋），右侧腹股沟压痛（＋）。

辅助检查：阅患者自带的当地医院骨盆 X 线片，两侧髂嵴等高，左侧骶髂关节模糊、骨密度增高，L_5 右侧横突翼状肥大，与骶骨形成假关节，耻骨联合右移明显，骨盆形态改变，左侧髂耻线延长，两侧闭孔不对称（图 2-24）。

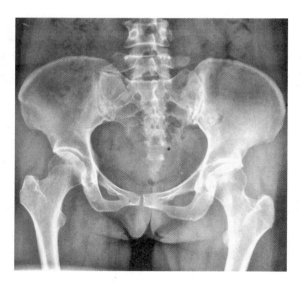

图 2-24　左侧骶髂关节模糊、骨密度增高，右侧假关节形成，
耻骨联合右移，两侧闭孔不对称

诊断：产后骶髂关节错缝症（左侧型）；右侧 L_5 横突肥大，假关节形成。
推拿治法：蛙式四步扳法，骶髂关节按压法，腰骶部擦法。

1. 蛙式四步扳法

该治法分自体牵引法、屈髋屈膝扳法、蛙式外展扳法及外展后伸扳法四步操作。

（1）自体牵引法：采用左侧下肢自体牵引法，操作方法同前。

（2）屈髋屈膝扳法：操作方法同前。

（3）蛙式外展扳法：操作方法同前。

（4）外展后伸扳法：操作方法同前。

上述后 3 个步骤循序渐进，重复操作 3 遍。

2. 骶髂关节按压法

左侧骶髂关节用叠拇指按压法操作，作用力方向掌握两个"45°原则"，即沿髂后上棘向脊柱方向 45°和斜向下 45°（骶髂关节方向）用力按压，使力作用于骶髂关节，按压之力由轻渐重，以患者能忍受为度，按压时间为 2～3 分钟。

3. 腰骶部擦法

在腰骶部及左侧骶髂关节处涂上介质（常用冬青膏或其他市售膏剂），在腰骶部用横擦法，在骶髂关节处沿关节间隙用直擦法，以透热为度。

治疗结束后的专科检查：左侧骶髂关节压痛消失，双侧"4"字试验（−），跟臀试验（−），耻骨联合压痛（−），右侧腹股沟压痛（−）。

医嘱：注意腰部保暖，避免过度弯腰及腰部旋转活动，嘱其隔日复诊。患者未如约复诊，电话联系询问治疗情况，自诉经治疗后症状基本消失，如有不适再来门诊。随访 1 年无复发，病获痊愈。

【按语】

该案例既有骶髂关节错缝症，又有 L_5 右侧横突翼状肥大与骶骨假关节形成。研究生问我，患者先天性假关节在先，为什么不首先考虑病因为先天性假关节？我认为，临床诊断要结合患者的主诉、症状、体征及辅助检查结果来综合分析，不能单纯从先天结构性变异来考虑。该案例患者 41 岁，L_5 右侧横突翼状肥大与骶骨假关节属于先天性变异，其主诉为反复左侧腰骶痛 13 年，表明13 年前腰骶痛不明显，提示与先天性假关节无明显相关性。而患者自 2003 年产后出现右侧腰骶持续疼痛，1 年前外出旅游劳累后腰痛加重并持续，至今不能缓解，故从其症状分析与生小孩及旅游劳累有关。

从体征分析，患者左侧髂后上棘隆起，骶髂关节压痛（＋），右侧骶髂关节压痛不明显；双侧"4"字试验（＋），双侧跟臀试验（＋），耻骨联合压痛（＋），右侧腹股沟压痛（＋），这些体征中除右侧腹股沟压痛外，均支持骶髂关节错缝诊断。从影像学检查结果来看，患者左侧骶髂关节模糊、骨密度增高，提示骶髂关节长期处于不稳定状态，引起关节面摩擦，而右侧骶髂关节无改变，提示左侧型骶髂关节错缝。尽管患者 L_5 右侧横突翼状肥大，与骶骨形成假关节，但其假关节未见密度增高，表明关节面处于稳定状态，且其症状在左侧骶髂关节，故不优先考虑假关节问题。综合患者的主诉、症状、体征及影像学检查结果来分析，诊断为产后骶髂关节错缝症（左侧型），以左侧蛙式四步扳法治疗为主，经 1 次治疗患者的症状、体征完全消失，验证了骶髂关节错缝是引起患者临床症状的根本原因。

该案例提示我们，临证时必须坚持"有症必有因，无因不成症"的原则：首先，根据患者的主诉，问清楚症状出现的先后主次，以及相互关系；其次，专科检查可对症状的轻重真伪、疾病的定位定性进行辨别，是分析产生症状的原因的重要环节；最后，辅助检查是明确诊断的佐证方法，但也不能一味依赖于检查结果，要结合症状、体征具体分析。目前临床普遍存在体格检查少了，依赖辅助检查多了的现象，应引起重视。

（六）产后骶髂关节错缝（双侧型）案

患者女性，27 岁，个体业主。初诊时间：2013 年 3 月。患者神清，焦虑，痛苦貌。

主诉：产后腰骶部痛 1 年。

现病史：患者于 2012 年 2 月足月分娩，产后出现腰骶部酸痛，两侧臀部牵涉痛，做穿袜子的动作有困难，行走时跨不开步，每遇阴雨天症状加重。产后 3 个月曾到医院就诊，拍骨盆片未见明显异常，因处于哺乳期故未服药物，外用膏药敷贴后症状有所缓解，但反复发作，尤以两侧臀部疼痛明显，故前来专家门诊就诊。

专科检查：患者一般情况可，腰脊居中，腰骶关节压痛（＋），右侧骶髂关节线压痛（＋＋），左侧髂后上棘隆起，骶髂关节压痛（＋），双侧直腿抬高 80°，右侧"4"字试验（＋），右下肢较左下肢长 1cm，骨盆分离试验（－），耻骨联合压痛（－），双侧腹股沟压痛（－）。

辅助检查：骨盆 X 线片显示骨盆形态正常，两侧髂嵴等高、髂骨翼同宽，腰骶关节骨密度增高，两侧骶髂关节中、下关节面骨密度均明显增高，诊断为腰骶关节及两侧骶髂关节致密性骨炎（图 2-25）。

诊断：产后骶髂关节错缝症（双侧型）。

推拿治法：蛙式四步扳法，理筋通络法，腰骶部斜扳法，腰骶部擦法。

1. 蛙式四步扳法

该治法分自体牵引法、屈髋屈膝扳法、蛙式外展扳法及外展后伸扳法四步操作（每次治疗双侧交替进行）。

（1）自体牵引法：先行右侧下肢自体牵引法，再行左侧下肢自体牵引法，操作方法同前。

（2）屈髋屈膝扳法：操作方法同前。

（3）蛙式外展扳法：操作方法同前。

（4）外展后伸扳法：操作方法同前。

上述后 3 个步骤循序渐进，重复操作 3 遍。

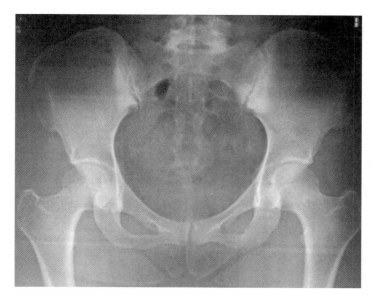

图 2-25　腰骶关节、两侧骶髂关节致密性骨炎，骶尾关节有密度增高痕迹

2. 理筋通络法

患者取俯卧位，术者用㨰法、按揉法等在患者的腰骶部、患侧骶髂关节及臀部施术，再在患侧骶髂关节处，以及肾俞、大肠俞、八髎、秩边、环跳等穴位用拇指按揉法、弹拨法等进行重点操作。按揉骶髂关节时应注意作用力方向，沿骶髂关节向内下 45° 方向操作，使力作用于骶髂关节。时间约为 5 分钟。

3. 腰骶部斜扳法

患者取侧卧位，下方肢体伸直，上方肢体屈髋屈膝并置于下方肢体之上，施术者面对患者，以一手（或肘部）按于患者肩前部，另一手（或肘部）按于患者臀部，同时向相反方向用力缓慢扭转腰部，当扭转至有一定阻力时做瞬间增大幅度的扳动。左、右各斜扳 1 次。

4. 腰骶部擦法

在腰骶部及骶髂关节处涂上介质（常用冬青膏或其他市售膏剂），在腰骶部用横擦法，骶髂关节处沿关节间隙用直擦法，以透热为度。

治疗结束后的专科检查：腰骶关节压痛基本消失，右侧骶髂关节线压痛（＋），左侧髂后上棘隆起存在，双侧骶髂关节压痛基本消失，右侧"4"字试验（－），双下肢等长，行走轻松。

医嘱：注意腰部保暖，避免过度弯腰及腰部旋转活动，隔日治疗1次，5次为1个疗程。

二诊：症状基本稳定，两侧骶髂关节有酸胀感，体征同第1次治疗后，无加重，继续按，初诊时的方法治疗。

三诊：症状、体征基本消失，继续按前法巩固性治疗1次。治疗后复查体征均为阴性，同意患者要求结束治疗。复查骨盆X线片对照比较，腰骶关节、两侧骶髂关节骨密度无明显改善。随访5年无复发。

【按语】

该案例的影像学表现有腰骶关节骨密度增高，又有双侧骶髂关节骨密度增高，为什么不诊断为骶髂关节致密性骨炎呢？鉴于我们在阅片时发现骶尾关节存在密度增高痕迹，追问既往史，患者在小时候有过臀部着地摔伤史，考虑腰骶关节骨密度增高、双侧骶髂关节骨密度增高均为小时候摔伤撞击所致。随着患者生长发育，这种损伤逐渐固化，处于相对稳定的状态，所以临床症状表现不明显，患者已无从回忆，且这种密度增高已无法改变。

为什么不考虑是强直性脊柱炎呢？虽然强直性脊柱炎早期表现为反复发作性腰痛，晨僵，腰骶部僵硬感，间歇性或两侧交替出现腰痛和臀部疼痛，但该病好发于16～25岁的男性青年，且无明显诱因，98%以上的病例早期即有骶髂关节的X线改变，表现为骶髂关节炎，病变也从骶髂关节的中下部开始出现，关节边缘模糊，诊断强直性脊柱炎的金指标是HLA-B27阳性，患者与之不符。那么骶髂关节致密性骨炎是怎样形成的？由于骶髂关节的关节面属于不规则的耳状关节面，患者分娩后关节面对合不佳，导致关节错缝摩擦加重、密度增高的可能性是存在的，临床上应予以鉴别。

为什么诊断为产后骶髂关节错缝症？这主要是根据患者的主诉确定的。患者明确诉说腰骶部痛是生小孩后出现的，说明孕产前并无腰骶痛症状。孕产导致骶髂关节原有的相对平衡被打破，属于二次损伤，再加上出现了臀部持续牵涉痛等症状，以及两侧骶髂关节压痛、长短腿等体征，综合分析，此病例首先考虑为产后骶髂关节错缝症（双侧型）。患者经过3次以蛙式四步扳法为主的治疗后，症状、体征基本消失，1年后复查腰骶关节、骶髂关节影像学检查，密度增高改变不明显。随访5年未见复发。

（七）产后左侧腰骶及耻骨联合疼痛案

患者女性，29 岁，无业。初诊时间：2013 年 6 月。患者神清，焦虑貌，精神抑郁。

主诉：产后左侧腰骶及耻骨联合疼痛 3 年。

现病史：患者于 2010 年 1 月足月自然分娩，但胎儿大、产程长，产后腰骶部及耻骨联合部疼痛明显，转侧翻身困难，产后 1 周查骨盆 X 线片显示耻骨韧带撕裂伴耻骨联合分离，出院后在某月子中心恢复治疗 1 个月，症状稍好转后回家休养。产后 4 个月第 1 次与先生过夫妻生活，因腰骶痛、耻骨联合部疼痛而中断。之后其先生多次提出要求，但患者因害怕疼痛而拒绝，夫妻矛盾越来越深，甚至闹到了提出离婚的地步。因患者姐姐在我科门诊就诊时，目睹了产后骶髂关节错缝症治疗的效果，故由姐姐陪同前来门诊。

专科检查：患者一般情况可，撅右臀行走，两侧髂嵴右高、左低，不对称，左侧髂后上棘隆起，左侧骶髂关节压痛（++），右侧骶髂关节压痛（－），左侧"4"字试验（＋），右侧"4"字试验（－），骨盆分离试验（＋），耻骨联合压痛（＋），双侧腹股沟压痛（－），左侧直腿抬高 45°，左下肢较右下肢长 1cm。

辅助检查：拍摄骨盆 X 线正位及左、右斜位片，正位片显示骨盆向左倾斜，两侧髂嵴右高左低，左侧髂骨下关节面密度增高，两侧耻骨端不平整，骨盆形态基本正常（图 2-26）；左斜位片显示左侧髂骨密度增高，两侧耻骨端疑似撕裂痕迹（图 2-27）；右斜位片显示右侧骶髂关节基本正常，左侧骶髂关节团块状密度增高影（图 2-28）。影像学诊断为左侧骶髂关节致密性骨炎。

诊断：产后骶髂关节错缝症（左侧型）。

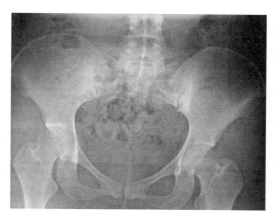

图 2-26　两侧骨盆不对称，左侧髂骨关节下关节面密度增高

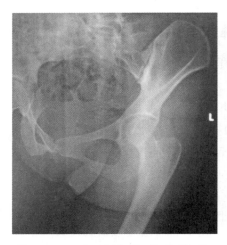
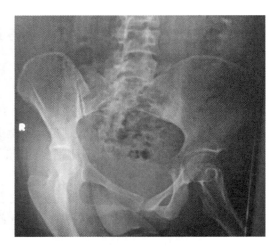

图 2-27 左侧髂骨密度增高，
两侧耻骨端疑似撕裂痕迹

图 2-28 右侧骶髂关节基本正常

推拿治法：蛙式四步扳法，耻骨联合部叠指按揉法，腰骨部及骶髂关节擦法。

1. 蛙式四步扳法

该治法分自体牵引法、屈髋屈膝扳法、蛙式外展扳法及外展后伸扳法四步操作。

（1）自体牵引法：采用左侧下肢自体牵引法，操作方法同前。

（2）屈髋屈膝扳法：操作方法同前。

（3）蛙式外展扳法：操作方法同前。

（4）外展后伸扳法：操作方法同前。

上述后 3 个步骤循序渐进，重复操作 3 遍。

2. 耻骨联合部叠指按揉法

在其姐姐在场的情况下，用一手中指按于耻骨联合部，食指叠于中指指端，沿顺时针、逆时针做交替操作，以患者能忍受为限，时间约 5 分钟。

3. 腰骶部及骶髂关节擦法

在腰骶部及左侧骶髂关节处涂上介质（常用冬青膏或其他市售膏剂），在腰骶部用横擦法，骶髂关节处沿关节间隙用直擦法，以透热为度。

治疗结束后的专科检查：患者步态正常，左侧骶髂关节压痛基本消失，左侧髂后上棘隆起存在，左侧 "4" 字试验（-），骨盆分离试验（-），耻骨联合压痛（±），左侧直腿抬高 75°，双下肢等长。

医嘱：避免过度弯腰及腰部旋转活动，隔日治疗 1 次，5 次为 1 个疗程。嘱其姐姐在患者耻骨联合部做叠指按揉法操作，每日 1 次，每次 5 分钟。

二诊：步态正常，左侧骶髂关节处有酸胀感，耻骨联合部皮肤有痛感。继续按初诊治疗方法治疗，耻骨联合部用轻手法按揉。

三诊：症状、体征基本消失，按照二诊治疗方法继续治疗1次。1周后患者没有来复诊，打电话询问病情，回复说已回温州老家了，现在疼痛消失，走路轻快，等回杭州后来复诊。3个月后陪其姐姐来推拿，告知身体情况很好，夫妻关系融洽。后随访4年余无复发，患者于2016年生育第2胎。

【按语】

该案例本身并不复杂，但涉及社会学范畴，折射出和谐家庭、和谐社会的问题。产妇分娩时由于胎位不正、胎儿过大、产程过长等原因，导致耻骨联合韧带撕裂、耻骨联合分离的情况是比较常见的，但通过产后调养休息，针对病因进行正规治疗后，多数产妇应该是能够康复的。该患者对产后恢复也很重视，到月子中心恢复了1个月，但产妇未详细讲述康复过程。据一位在月子中心恢复过的产妇回忆，产后恢复的过程很可怕，通常有3个人操作，手法粗暴，硬压、硬拉、硬扳，实在受不了，而且费用也很高。这也折射出目前医疗机构对产后恢复的重视程度不够，对产后腰痛的防治研究欠缺，服务体系不够健全，恢复方法创新性欠缺。

本病属中医学"骨错缝、筋出槽"范畴。解剖学认为，构成骶髂关节的是一对不规则的耳状关节面，孕妇十月怀胎，尤其是怀孕5个月之后，由于胎儿发育增快，骶髂关节逐渐被撑开，分娩时无论是自然分娩还是剖宫产，胎儿娩出后腹压骤减都会导致骶骨关节面与髂骨关节面吻合欠佳，尤其是耻骨韧带撕裂、耻骨联合分离、撕脱性骨折者等现象普遍存在，这是导致骶髂关节"骨错缝、筋出槽"的根本原因。骶髂关节不稳定，造成关节面摩擦，出现骶髂关节间隙模糊、骨密度增高，则是骶髂关节错缝的重要病理指征。因此，对于骶髂关节错缝，早期整复"骨错缝"，纠正"筋出槽"是关键。目前社会上普遍存在生了一个小孩以后，不愿再生二胎，夫妻感情不如以前，甚至出现闹离婚的现象，这可能与产后骶髂关节错缝有关。所以，本团队认为本病的治疗是一项"和谐家庭、和谐社会"的幸福工程。

（八）产后5个月骶髂关节错缝行走困难案

患者女性，30岁，某大学教师。初诊时间：2017年4月。患者痛苦面容，焦虑神态，精神抑郁。

主诉：产后腰骶部及耻骨联合处疼痛，上下楼梯困难5个月。

现病史：患者于2016年11月足月分娩，因胎儿较大（3.9kg），产程长，难以自然分娩，为防止会阴撕裂，行会阴侧切分娩。产后 5 个月来一直腰骶部疼痛，耻骨联合及两侧腹股沟疼痛明显，呈鸭步摇摆行走，翻身转侧困难，一直采用平卧睡姿至今。因家住五楼，患者上下楼梯十分艰难，必须有家人搀扶。患者曾多次到分娩医院门诊就诊，医生认为侧切缝合线尚未吸收，待吸收后慢慢会好的。5 个月来患者曾到多家医院的骨伤科就诊，均被告知静养休息 3～4 个月会好起来的。患者在网上查询获悉本团队对产后耻骨联合分离、骶髂关节错缝的诊治有一定研究，故由其母亲陪同前来门诊。

专科检查：患者迈步困难，扭臀碎步行走，由其母辅助上诊察床。脊柱轻度左侧弯，右侧腰骶角压痛（++）、左侧（-），两侧骶髂关节线压痛（+），耻骨联合压痛（++），双侧直腿抬高 45°，"4" 字试验右侧（++）、左侧（+），骨盆分离试验（++），右侧腹股沟压痛（++）、左侧（+），右下肢较左侧长约 1cm。

辅助检查：拍摄骨盆 X 线正位片显示，骨盆形态尚可，L_5 右侧横突下垂畸形肥大，与骶髂关节形成假关节，两侧髂骨翼左高右低、左大右小，不对称，两侧骶髂关节模糊、密度增高，两侧闭孔左大右小，不对称，耻骨联合间距 7mm，左侧耻骨端向左偏离中线（图 2-29）。影像学诊断为两侧骶髂关节间隙模糊。

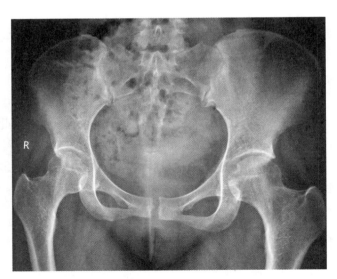

图 2-29　L_5 右侧横突畸形肥大，与骶髂关节形成假关节，
两侧骶髂关节间隙模糊，耻骨联合左移

诊断：产后骶髂关节错缝症（双侧型）；右侧 L_5 横突肥大，假关节形成。

推拿治法：蛙式四步扳法，耻骨联合部叠指按揉法，腹股沟肌群松解法，腰骶部擦法。

1. 蛙式四步扳法

该治法分自体牵引法、屈髋屈膝扳法、蛙式外展扳法及外展后伸扳法四步操作（每次治疗左右交替进行）。

（1）自体牵引法：采用下肢自体牵引法，操作方法同前。

（2）屈髋屈膝扳法：操作方法同前。

（3）蛙式外展扳法：操作方法同前。

（4）外展后伸扳法：操作方法同前。

上述后3个步骤要循序渐进地重复操作3遍。

2. 耻骨联合部叠指按揉法

在其母亲在场的情况下，用一手中指按于耻骨联合部，食指叠于中指指端，沿顺时针、逆时针做交替操作，以患者能忍受为限，时间约为3分钟。

3. 腹股沟肌群松解法

在其母亲在场的情况下，患者一侧下肢屈膝与对侧膝关节呈"4"字试验状，施术者用一手拇指按于患者腹股沟处的耻骨肌，在长、短收肌起点（疼痛部位）做按揉法结合擦法操作。做擦法操作时配合膝关节按压，一压一擦，使手法的作用力作用于腹股沟处，按揉法与擦法交替操作，以患者能忍受为限。另一侧也按此法操作，总治疗时间约为6分钟。

4. 腰骶部擦法

在腰骶部及骶髂关节处涂上介质（常用冬青膏或其他市售膏剂），在腰骶部用横擦法，骶髂关节处沿关节间隙用直擦法，以透热为度。

治疗结束后的专科检查：两侧骶髂关节线压痛减轻，耻骨联合压痛（＋），双侧直腿抬高60°，右侧"4"字试验（＋），左侧"4"字试验（－），骨盆分离试验（＋），双侧腹股沟压痛（＋），双下肢等长。

医嘱：避免过度腰部旋转活动，隔日治疗1次，5次为1个疗程。嘱其母亲在耻骨联合部做叠指按揉法操作，每日2次，每次5分钟。

二诊：患者行走较前自如，耻骨联合部及腹股沟疼痛减轻，两侧骶髂关节有酸胀感，耻骨联合局部皮肤有痛感。采用骶髂关节蛙式四步扳法，耻骨联合部用轻手法按揉，余治疗方法同初诊。

三诊、四诊：情况基本同二诊。

五诊：患者症状、体征基本消失，能自己上下楼梯，无须家人帮助。专科检查显示两侧骶髂关节线压痛（－），耻骨联合压痛（±），双侧直腿抬高80°，双侧"4"字试验（－），骨盆分离试验（－），双侧腹股沟压痛（－），继续前法治疗。5 次治疗结束，休息 1 周后继续第二疗程。

六诊：休息 1 周后复诊，患者自诉症状基本稳定，耻骨联合部有轻压痛，两侧腹股沟处有隐痛伴牵涉感。专科检查显示两侧骶髂关节线压痛（－），耻骨联合压痛（±），双侧直腿抬高＞80°，右侧"4"字试验（±），骨盆分离试验（－），右侧腹股沟压痛（±）。继续前法治疗，鉴于患者体征表现在右侧，采用右侧骶髂关节蛙式四步扳法，配合右侧腹股沟肌群松解法、耻骨联合部叠指按揉法做重点治疗。

七诊：患者自诉两侧腹股沟处隐痛伴牵涉感消失，耻骨联合部压痛不明显，能正常上下楼梯。继续六诊治法治疗。

两周后患者来电告知各种症状已消失，日常生活已无障碍，自测"4"字试验，两侧膝盖能放平了，直腿抬高已接近 90°，1 周后恢复上班。半年后随访无复发。

【按语】

该案例患者产后腰骶部及耻骨联合处疼痛，上下楼梯困难 5 个月，复查骨盆平片显示两侧骶髂关节模糊、密度增高，耻骨联合间距 7mm，属于正常范围。尽管骶髂关节存在髂关节模糊、密度增高等病理改变，但与耻骨联合疼痛不构成相关性。为什么临床症状明显且迁延 5 个月，症状集中表现在耻骨联合及腹股沟处？患者怀疑是否与会阴侧切缝合有关，但目前会阴侧切均使用对身体无害、能溶解的缝合线，相关资料显示，这种能溶解的缝合线短时间内可能会引起不适感，但一段时间后不适感会消失，因此患者的不适应该与侧切缝合无明显相关性。

该案例患者的临床症状、体征以右侧为重，结合影像学分析可能与下列因素有关：一是 L_5 右侧横突畸形肥大与骶髂关节形成假关节，存在先天性变异缺陷；二是由于先天性变异因素存在，限制了孕后期骶髂关节及骨盆的被迫撑开，加上分娩时耻骨联合张力增高，导致耻骨联合韧带出现"隐性"损伤；三是由于 L_5 右侧横突畸形肥大与骶髂关节形成假关节这一限制因素，产后两侧骶髂关节不稳定，出现骶髂关节模糊、密度增高等病理改变。通过该案例的诊治，本团队认为 L_5 横突肥大性变异可使骶髂关节的不稳定性增加，导致失稳侧骶髂关节模糊、密度增高；L_5 横突肥大性变异可能是导致产后骨盆复原困难、持续疼痛的原因之一；通过调整横突畸形肥大与骶髂关节的关系，可恢复骶髂关节稳定性；调整横突畸形与骶髂关节的结构性关系，具有促进骶髂关节稳定性恢复的作用，达到缓解局部症状、促进恢复的目的。

（九）产后骶髂关节错缝左侧型案

患者女性，31 岁，公务员。初诊时间：2016 年 11 月。患者精神一般，焦虑貌，轻度抑郁。

主诉：腰骶痛反复发作 5 年，加重 3 天。

现病史：患者产后腰骶痛反复发作 5 年，左侧明显，并有下坠感，腰部挺直困难，弓背行走。曾多次到医院就诊，经骨盆 X 线摄片诊断为"骶髂关节致密性骨炎""腰肌劳损"，予以"麝香止痛膏"等外用，疼痛严重时口服"美洛昔康""塞来昔布"等能使疼痛缓解。本次发作后吃药、敷贴膏药，但仍不能缓解症状，特前来推拿门诊就诊。

专科检查：患者长短腿，脊柱侧弯不明显，两侧竖脊肌紧张，压痛不明显，左侧髂后上棘隆起，骶髂关节压痛左侧（++）、右侧（-），"4"字试验左侧（++）、右侧（-），骨盆分离试验（-），跟臀试验左侧（+）、右侧（-），左下肢较右下肢长 1.5cm。

辅助检查：拍摄骨盆正位、左右斜位片，正位片显示两侧髂骨翼右高左低相差约 1cm，左侧骶髂关节呈团块状密度增高影，右侧少许增高，骨盆形态改变，耻骨联合明显左移，右侧髂耻线延长，两侧闭孔不对称（图 2-30）；左斜位片显示骶髂关节密度增高影，位于髂骨与骶骨的吻合部髂骨侧，并伴有骶髂关节间隙增宽（图 2-31）；右斜位片显示骶髂关节与骶骨的吻合上部髂骨侧局限性密度增高（图 2-32）。

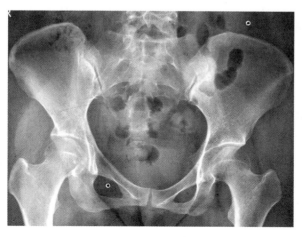

图 2-30　骨盆正位片：左侧骶髂关节密度增高明显，骨盆形态改变，耻骨联合左移

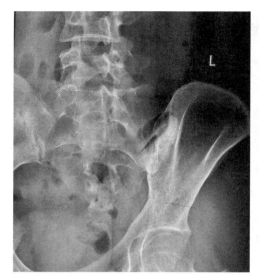 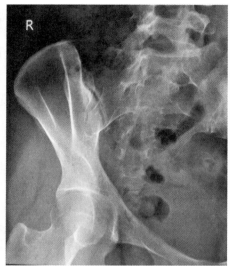

图 2-31　骨盆左斜位片：左侧骶髂关节　图 2-32　骨盆右斜位片：右侧骶髂
　　　　　大片状密度增高影　　　　　　　　　　关节局限性密度增高

诊断：产后骶髂关节错缝症（左侧型）。

推拿治法：蛙式四步扳法、腰骶部斜扳法，腰骶部擦法。

1. 蛙式四步扳法

该治法分自体牵引法、屈髋屈膝扳法、蛙式外展扳法及外展后伸扳法四步操作。

（1）自体牵引法：采用左侧下肢自体牵引法，操作方法同前。

（2）屈髋屈膝扳法：操作方法同前。

（3）蛙式外展扳法：操作方法同前。

（4）外展后伸扳法：操作方法同前。

上述后 3 个步骤要循序渐进地重复操作 3 遍。

2. 腰骶部斜扳法

患者取侧卧位，下方肢体伸直，上方肢体屈髋屈膝置于下侧肢体之上，施术者面对患者，以一手（或肘部）按于患者肩前部，另一手（或肘部）按于患者臀部，同时向相反方向用力缓慢扭转腰部，当扭转至有一定阻力时做瞬间增大幅度的扳动。左、右各斜扳 1 次。

3. 腰骶部擦法

在腰骶部及左侧骶髂关节处涂上介质（常用冬青膏或其他市售膏剂），在腰骶部用横擦法，左侧骶髂关节处沿关节间隙用直擦法，以透热为度。

治疗结束后的专科检查：患者长短腿消失，步态正常，左侧髂后上棘隆起存在，左侧骶髂关节压痛（+），左侧"4"字试验（+），左侧跟臀试验（-）。

医嘱：注意腰部保暖，避免过度腰部旋转活动，隔日治疗 1 次，5 次为 1 个疗程。

二诊：患者体征同前，无加重，继续按初诊治疗方法治疗。

三诊：患者自诉腰骶部疼痛已基本消失，行走自如，专科检查显示左侧骶髂关节压痛（±），左侧"4"字试验（-），左侧跟臀试验（-）。再按照初诊治疗方法巩固性治疗 1 次。随访 1 年未复发。

【按语】

该案例中患者产后腰骶痛反复发作 5 年，经 X 线摄片诊断为骶髂关节致密性骨炎，断断续续治疗 5 年，症状始终得不到缓解，说明对骶髂关节致密性骨炎目前尚无有效的治疗方法。针对本案例讨论以下 3 个问题：

1. 骶髂关节致密性骨炎是怎样形成的

大量临床资料显示，骶髂关节致密性骨炎多见于产后女性，本团队收集的资料显示产后女性发病率 > 90%，男性发病率 ≤ 10%，常由骶髂关节损伤所致。近年来私家车逐渐普及，因习惯于将座椅与方向盘的距离调远而导致骶髂关节损伤的情况呈增多趋势。骶髂关节面由骶骨的髂骨关节面与髂骨的骶骨关节面构成，从解剖结构来看骶髂关节面为不规则的耳状关节面，笔者曾经咨询解剖学教授，骶髂关节到底由多少个凸、多少个凹对合构成，得到的回答是每个人的结构都不一样，目前没有相关的详细资料，因为不规则所以也很难有统一的标准。临床发病人群资料显示，患该病的以产后女性居多。由于孕后期胎儿增大，产妇盆腔内压力增大，迫使骶髂关节构成撑开，分娩时（包括自然分娩和剖宫产）盆腔内压力骤减，致使骶髂关节对合不良，导致骶髂关节失稳，关节面摩擦出现骨密度增高形成致密性骨炎样病理改变，这种病理改变也包括骶髂关节外源性损伤。目前临床对该病的诊断，主要有骶髂关节半脱位、骶髂关节错位（缝）、骶髂关节损伤等，这与中医"骨错缝，筋出槽"理论相吻合。有关该病的诊断与治疗，已由云南省中医医院（云南中医药大学第一附属医院）和浙江中医药大学附属第三医院（浙江省中山医院）联合研究，制订的"胯骨错缝（中医名）中医诊疗方案""胯骨错缝（中医名）中医临床路径"经国家中医药管理局组织专家审核通过，于 2017 年 3 月由国家中医药管理局印发。

2. 本案例的诊断到底是骶髂关节致密性骨炎还是髂骨致密性骨炎

目前影像学检查常用于骶髂关节致密性骨炎的诊断，而很少用于髂骨致密性骨炎的诊断。该案例骨盆正位片显示两侧骶髂关节骨密度均增高，左侧尤为明显且呈团块状。从双侧斜位片看，骨密度增高均位于髂骨关节面，而骶骨关节并没有增高，左斜位显示其密度增高影位于髂骨的下 2/3 关节面，且分布较宽，右斜位显示密度增高影位于髂骨的中 1/3 关节面，两侧均在 S_1/S_2 关节处以下出现密度增高，而该处以下才是真正构成骶髂关节的实质性部位。这种病理特征提示髂骨致密性骨炎病理改变更为确切，且有助于同强直性脊柱炎早期病理改变相鉴别，同时也表明产后骶髂关节错缝（包括损伤）失稳摩擦、骨皮质出现硬化改变是引起骨密度增高的根本原因，可视为骶髂关节错缝诊断的主要依据，临床上产后 1～2 个月的女性即可出现明显的骨密度增高征象，当然也不排除孕后期已经存在骶髂关节失稳的可能性。这种病理改变均发生于 S_1/S_2 以下关节面，可发生于单侧（单侧型），也可发生于双侧（双侧型），其骨密度增高形态有团块状、长条状、不规则状等不同。

3. 骶髂关节骨密度增高能不能消退

骶髂关节骨密度增高能不能消退是患者普遍关心的问题，这取决于骶髂关节失稳摩擦和骨皮质硬化的程度、治疗介入的时间、治疗的方法等。从本团队积累的临床资料来看，临床症状的消失与骨密度增高的消退不存在相关性。早期明确诊断、早期有效纠正骶髂关节错缝的患者，临床症状消除快，经影像学前后对照，骨密度增高可有消退迹象或密度增高影变淡。一般而言，产后 2 个月之内为最佳治疗期，症状完全消失、骨密度增高影消退可能性大，超过 3 个月的患者完全有可能达到症状消失或基本消失的治疗效果，但使骨密度增高影消退的难度很大。因此，对临床而言，症状消失是治疗的主要目的，而不必过度关注骨密度增高的问题。骨密度增高并非产生症状的根本原因，纠正关节错缝失稳、减少关节摩擦才是关键。临床上有产后骶髂关节错缝 30 多年，以蛙式四步扳法为主治疗 1 次后症状完全消失的案例。

（十）产后 67 天不能下床案

患者女性，25 岁，银行职员，浙江宁波人。初诊时间：2018 年 4 月。患者痛苦面容，精神萎靡，极度焦虑，重度抑郁。

主诉：产后腰骶部、腹股沟处剧痛，不能转侧翻身、下床 67 天。

现病史：患者自然分娩，产后腰骶痛，耻骨联合部、腹股沟处、大腿内侧疼痛剧烈难忍，腹胀、便秘明显，3～4 天解 1 次。患者不能侧卧、翻身、起坐，大小便均在床上使用便盆，在 3 人帮助下才能完成。67 天来没有喂过一口奶，孩子一直由婆家人奶粉喂养。家人代诉患者自怀孕 8 个月起出现腰骶、耻骨联合处疼痛，动则痛甚，一直以轮椅代步。产后 7 天出院，曾在当地某月子中心康复 1 个月，腰骶痛改善不明显，仍无法独立翻身、起卧、行走。2018 年 2 月拍 X 线骨盆片显示骨盆形态无改变，两侧髂耻线基本等长，两侧闭孔稍不对称，双侧骶髂关节骨密度增高，右侧呈长条形，骨密度影稍浅，左侧呈团块状密度影高，耻骨联合轻度分离约 0.64cm，左侧耻骨端偏离耻骨中线，直肠宿便干结影明显（图 2-33）。家属上网搜索产后骶髂关节错缝症治疗信息，获悉上海、北京、杭州、广州等医院对该病治疗有丰富的经验，患者父亲拿着骨盆片奔走上海、北京、广州、杭州、宁波等地咨询了 16 位专家，均建议患者卧床休息 3 ～ 4 个月，内服止痛药，使用骨盆带，慢慢会好起来的。患者已居家休养 2 月余，症状始终未见好转。其父打听到本团队开展产后骶髂关节错缝症研究，特邀请上门会诊。

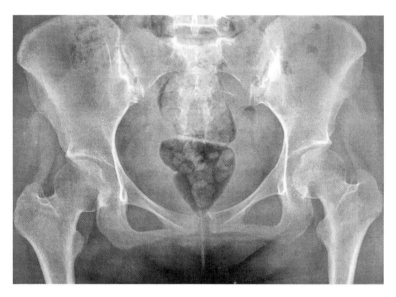

图 2-33　左侧骶髂关节骨密度增高，耻骨联合轻度分离，骨盆内粪团积聚

专科检查：患者精神萎靡，平卧在床，体格检查在 3 人帮助下分 4 步完成。俯卧位检查显示脊柱居中，椎旁无明显压痛，两侧髂骨翼等高，左侧髂后上棘隆起，左侧骶髂关节压痛（+++），右侧骶髂关节压痛（++），两侧臀中肌紧张、压痛（+），双侧大腿后侧肌群紧张、压痛（++），双侧跟臀试验（++）。仰卧位检查显示耻骨联合压痛（++），大腿内侧肌群痉挛、压痛（+++），双侧腹股沟压痛（+++），直腿抬高双侧均为 30°（图 2-34、图 2-35），"4" 字试验双侧均为阳性（图 2-36、图 2-37），跟臀试验（+），骨盆分离试验双膝外展均小于 20°，双膝屈曲体位约 170°，做伸腿动作时疼痛明显。

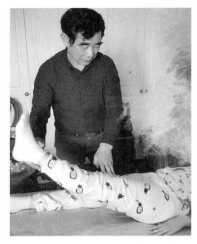 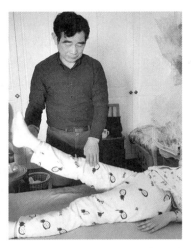

图 2-34　左侧直腿抬高 30°　　图 2-35　右侧直腿抬高 30°

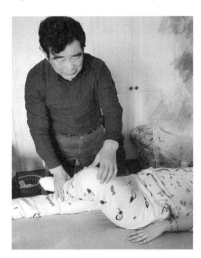 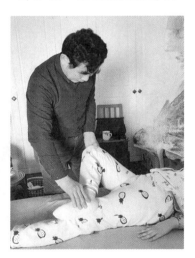

图 2-36　左侧 "4" 字试验阳性　　图 2-37　右侧 "4" 字试验阳性

诊断：产后骶髂关节错缝症（双侧型）。

推拿治法：蛙式四步扳法，臀部及大腿后侧放松法，腹股沟肌群松解法。

1. 蛙式四步扳法

该治法分自体牵引法、屈髋屈膝扳法、蛙式外展扳法及外展后伸扳法四步操作。

（1）自体牵引法：采用下肢自体牵引法，因患者疼痛难忍，故缩短牵引时间至 5 分钟，操作方法同前。

（2）屈髋屈膝扳法：操作方法同前。

（3）蛙式外展扳法：操作方法同前。

（4）外展后伸扳法：操作方法同前。

上述后 3 个步骤要循序渐进地重复操作 3 遍。

2. 臀部及大腿后侧放松法

患者取俯卧位，在两侧臀部及大腿后侧肌群用按揉法、擦法往返操作，两侧交替进行，以左侧为主，手法由轻渐重，以患者能忍受为原则，时间约为 5 分钟。

3. 腹股沟肌群松解法

在其家人在场的情况下，令患者一侧下肢屈膝于对侧膝关节呈"4"字试验状，为减轻患者疼痛，操作时以一手托住其膝部，视患者疼痛程度，另一手拇指按于腹股沟处的耻骨肌，在长、短收肌起点（疼痛部位）做按揉，配合擦法操作。做擦法操作时配合膝关节按压，一压一擦，使手法的作用力作用于腹股沟处，以患者能忍受为限。另一侧也按此法操作，总治疗时间约为 6 分钟。

治疗结束后的专科检查：嘱患者试着做左右移动身体、侧身起床、下床、坐起、行走、躺下 6 个动作，重复 4 次，均无明显障碍。自诉耻骨联合处仍有疼痛，但较前明显好转。左侧骶髂关节压痛（＋），右侧骶髂关节压痛（－），跟臀试验转为阴性，双侧直腿抬高均 > 75°（图 2-38、图 2-39），"4"字试验左侧（±）（图 2-40）、右侧（－）（图 2-41），耻骨联合压痛（＋），大腿内侧肌群痉挛缓解、压痛（＋），双侧腹股沟压痛（＋），骨盆分离试验（－）。2 天后随访，患者自诉耻骨联合处按压时仍轻微疼痛，行动灵活自如。

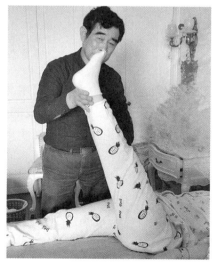
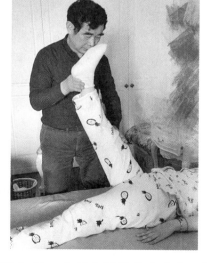

图 2-38　左侧直腿抬高试验达 80°　图 2-39　右侧直腿抬高试验达 80°

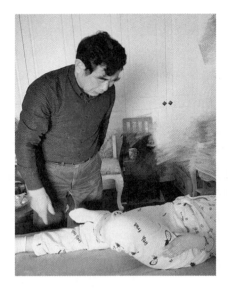　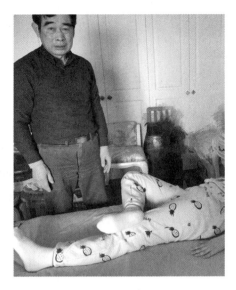

图 2-40　左侧"4"字试验好转　　图 2-41　右侧"4"字试验转为阴性

【按语】

　　产后腰骶痛、骶髂关节错缝导致功能活动受限的案例临床较为多见，而该患者产后躺在床上 67 天，不能自行移动身体、翻身、下床、行走，坐起困难，实属罕见，可见骶髂关节错缝对孕产女性的伤害有多大。我们对产后骶髂关节错缝的认识不足，究其原因有以下三个方面。

　　一是受传统思想束缚，认为孕产是女性的自然规律，产后腰骶痛是普遍现象，因此未能引起足够重视。我们在临床遇到一例 60 岁的老妇，腰骶痛多年，弓背撅臀行走，X 线摄片见骶髂关节大片骨密度增高影，追问病史得知自生育后即腰骶痛至今，且越来越严重，可见该病危害程度之高。

　　二是目前临床对该病未能引起足够重视，比如本案例中患者家属南北奔走五地，咨询 16 位专家均无有效良策，认为静养休息、对症处理是恢复的关键。现有的教科书、专著中均少见有关产后骶髂关节错缝的论述，以致对偌大的一个盆腔组织，只有产后腰痛、腰骶劳损、骶髂关节致密性骨炎、耻骨联合分离、耻骨韧带撕裂等几种病症的认识，殊不知孕期骨盆势必要撑开，生产时耻骨韧带势必要极度牵张，会对产后骶髂关节复原构成危害。目前临床对偌大的孕产群体的共性症状缺乏深入研究，使产后骶髂关节错缝成为医学领域的盲区，缺少"症因要相关，无关非诊断"的意识。

　　三是对产后康复缺乏有效指导。骨盆带是专用于产后骨盆复原的辅助康复器具，对产后女性骨盆的复原有一定辅助作用，但并非医疗器械，千万不要当作治疗器械使用。本团队通过对产后骶髂关节错缝女性的调查发现，约有50%的产妇使用过骨盆带，这些人群中又有50%的产妇使用错误，把骨盆带系在腰部当作腰带使用，根本起不到辅助骨盆康复的作用；部分产妇虽将骨盆带系在骨盆部位，但因过于松弛，同样起不到对骨盆的康复作用，因此临床对产后女性正确使用骨盆带辅助康复的指导有待加强。

（十一）产后骶髂关节错缝伴便秘案

患者女性，28岁，公司职员。初诊时间：2014年9月。患者痛苦面容，精神焦虑。

主诉：产后腰骶痛伴腹胀、便秘42天。

现病史：患者自然分娩，新生儿4.6kg，产程较长，产后耻骨联合疼痛明显，自诉X线摄片显示耻骨联合分离2.8cm，产后7天出院。出院后用骨盆带包扎保护，按照传统坐月子习惯以卧床静养为主，很少下床活动。现腰骶部酸痛连及两侧臀部、股部，腹胀有下坠感，大便3～4天一解，量少，呈颗粒状，小便正常。

专科检查：患者腰脊居中，腰骶角过大，腰骶关节压痛（++），两侧骶髂关节压痛（+），双下肢等长，两侧跟臀试验阳性，左侧"4"字试验阳性、右侧弱阳性，骨盆分离试验阳性。小腹部胀满，可触及团块状物，可移动，耻骨联合轻压痛存在。

辅助检查：X线检查显示骨盆形态正常，两侧闭孔基本对称，S_1隐性裂，腰骶关节及双侧骶髂关节密度增高，耻骨联合陈旧性撕裂痕，分离不明显。盆腔内显示粪便积聚成团块状影（图2-42）。

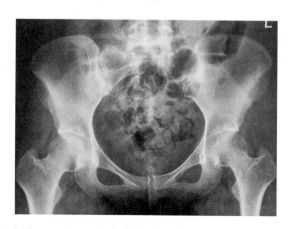

图2-42　腰骶关节、双侧骶髂关节密度增高，S_1隐性裂，盆腔内粪团积聚

诊断：产后骶髂关节错缝（双侧型）；产后便秘。

推拿治法：蛙式四步扳法，顺时针摩腹法，屈髋屈膝搬臀滚腰法，自我垫枕矫正法。

1. 蛙式四步扳法

该治法分自体牵引法、屈髋屈膝扳法、蛙式外展扳法及外展后伸扳法四步操作（每次治疗左右交替进行）。

（1）自体牵引法：采用下肢自体牵引法，因患者疼痛难忍，故牵引时间缩短为 5 分钟，操作方法同前。

（2）屈髋屈膝扳法：操作方法同前。

（3）蛙式外展扳法：操作方法同前。

（4）外展后伸扳法：操作方法同前。

上述后 3 个步骤要循序渐进地重复操作 3 遍。

2. 顺时针摩腹法

患者仰卧在治疗床上，屈髋屈膝位使腹部放松，术者坐于患者左侧，用手掌在下腹部做顺时针方向的摩腹。手法压力不宜太大，每摩至左下腹时用力稍重，做向下推挤的动作，左右手交替操作，频率为每分钟 60 ～ 80 次，操作时间约为 5 分钟。

3. 屈髋屈膝搬臀滚腰法

患者取仰卧位，双下肢并拢呈屈髋屈膝姿势，术者站在治疗床的一侧，以一手的前臂压在患者的双膝部，另一手托住患者臀部，不倒翁式地滚动腰部，当患者膝部屈至最大幅度时，有一个搬臀下压的动作，每次治疗操作 10 次。

4. 自我垫枕矫正法

患者腰骶关节密度增高，腰骶角过大，考虑为腰骶关节失稳所致，指导患者进行自我垫枕矫正，即采用仰卧位臀部垫枕睡姿。垫枕高度约为 5cm，每晚睡 2 小时以上，以纠正腰骶关节失稳。

经 1 次治疗，患者精神明显好转，自觉腰骶疼痛减轻，复查专科检查，两侧跟臀试验转为阴性，"4"字试验左侧弱阳性、右侧阴性，骨盆分离试验阴性。

医嘱：告知患者耻骨联合已恢复正常，正常生活已不成问题，可以增加活动量，坚持每晚垫枕矫正。每周治疗 3 次，隔日 1 次，5 次为 1 个疗程。

二诊：患者自诉腰骶部疼痛明显好转，治疗后第二天大便量很多，开始时粪便很硬，还是颗粒状的，后来变为成形软便，腹胀、下坠感消失。继续前法治疗，嘱坚持每晚臀部垫枕矫正。

患者共门诊治疗 3 次，症状完全消失。随访 2 年未复发，每次经期有下腰部酸痛，但不影响正常生活。2018 年 5 月已生育第 2 胎，产后无明显不适症状。

【按语】

产后腰骶痛、骶髂关节错缝导致功能活动受限的案例临床较为多见，而该患者产后躺在床上 42 天，不能自行移动身体、翻身、下床、行走，坐起困难，实属罕见，可见骶髂关节错缝对孕产女性的伤害有多大。我们对产后骶髂关节错缝的认识不足，究其原因有以下几个方面。

一是受传统思想束缚，认为孕产是女性的自然规律，产后腰骶痛是普遍现象，因此未能引起足够重视。

二是目前临床对该病未能引起足够重视，对有孕产经历的群体的共性症状缺乏研究，甚至成为医学领域的盲区。

三是对产后康复的器具使用缺乏有效指导。骨盆带是专用于产后骨盆复原的辅助康复器具，但很多患者存在使用错误，起不到康复的作用。因此，临床对产后女性正确使用骨盆带辅助康复的指导有待加强。

（十二）产后腰骶痛 4 个月伴腹胀、便秘案

患者女性，24 岁，企业职工，浙江台州人。初诊时间：2019 年 6 月。精神差，焦虑貌。

主诉：产后持续腰骶痛 6 个月，腹胀便秘 4 个月，腰痛加重 1 个月。

现病史：患者怀孕 6 个月时出现腰骶痛，很少行走和活动，4 个月前足月住院待产，因胎儿较大（3.9kg）借助产钳娩出，会阴缝合 2 针，住院 7 天后出院。出院医嘱为回家多卧床休息，双下肢做屈髋屈膝运动，每天 3 次，每次 1 分钟，3 天后来院拆线。出院后腰痛持续，并出现腹胀、便秘，以双手撑腰行走。1 个月前弯腰不慎出现腰痛加重至今。6 月 16 日到当地医院就诊，X 线摄片报告骨盆未见明显异常，诊断为"急性腰扭伤"，因处于哺乳期医生没有配药，予以外用膏药敷贴，但疼痛始终未能缓解，经人介绍前来门诊。

专科检查：患者腰脊居中，腰椎曲度过大，右下肢较左下肢长约 1cm，腰骶关节压痛（+），右侧竖脊肌痉挛、压痛，右臀部牵涉痛，两侧骶髂关节压痛（++），耻骨联合压痛（+），骨盆分离试验阳性，双侧"4"字试验阳性，双侧直腿抬高 60°。

辅助检查：阅自带骨盆正侧位片，正位片显示两侧髂骨翼左高右低不对称，左侧骶髂关节模糊，左侧骶髂关节团块状密度增高，骨盆形态右大左小，盆腔内粪团积聚，两侧闭孔不对称，右侧髂耻线延长，耻骨端毛糙伴钙化影（图 2-43）；侧位片显示尾骨陈旧性损伤，L_5 椎体后滑移 I°，盆腔内粪团积聚（图 2-44）。

诊断：产后骶髂关节错缝；产后便秘；尾椎陈旧性损伤。

推拿治法：蛙式四步扳法，顺时针摩腹法，屈髋屈膝搬臀滚腰法，对抗拉腿复位法，自我垫枕矫正法。

1. 蛙式四步扳法

该治法分自体牵引法、屈髋屈膝扳法、蛙式外展扳法及外展后伸扳法四步操作。

（1）自体牵引法：采用下肢自体牵引法，牵引时间为 15 分钟，操作方法同前。

（2）屈髋屈膝扳法：操作方法同前。

（3）蛙式外展扳法：操作方法同前。

（4）外展后伸扳法：操作方法同前。

上述后 3 个步骤要循序渐进地重复操作 3 遍。

2. 顺时针摩腹法

患者取仰卧位，屈髋屈膝位使腹部放松，术者坐于患者左侧，用手掌在下腹部做顺时针摩腹。手法不宜过重，每摩至左下腹时用力稍重，做向下推挤的动作，左右手交替操作，频率为每分钟 60 ～ 80 次，操作时间约为 5 分钟。

3. 屈髋屈膝搬臀滚腰法

患者取仰卧位，双下肢并拢呈屈髋屈膝姿势，术者站在治疗床的一侧，以一手的前臂压在患者的双膝部，另一手托住患者臀部，不倒翁式地滚动腰部，当患者膝部屈至最大幅度时，有一个搬臀下压的动作，每次治疗操作 10 次。

4. 对抗拉腿复位法

患者取仰卧位，在耻骨联合处垫一枕头，术者以左足跟抵住耻骨联合部，双手握住其左足踝部，先持续牵引 1 分钟，再

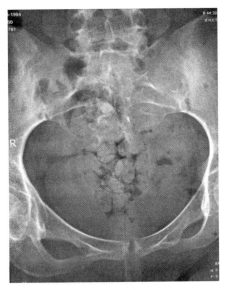

图 2-43　两侧骶髂关节团块状密度增高，髂翼左高右低，骨盆及闭孔不对称，右侧髂耻线延长，耻骨端毛糙伴钙化，盆腔内粪团积聚

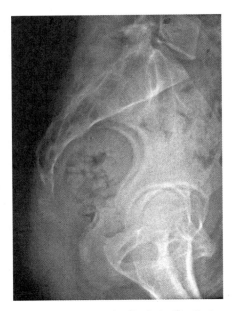

图 2-44　盆腔内粪团积聚明显，L_5 椎体后滑移 Ⅰ°

做顿拉动作 3 次，连续做 3 组对抗拉腿动作。操作后患者双下肢等长，腰骶疼痛即减轻。

5. 自我垫枕矫正法

鉴于患者 L_5 椎体后滑移 I°，指导患者自我垫枕矫正，即采用仰卧位臀部垫枕睡姿。垫枕高度约为 5cm，每晚睡 2 小时以上，以矫正腰曲，纠正脊柱承重力线。

经 1 次治疗，患者腰骶部疼痛基本消失，行走自如。专科检查复查显示双下肢等长，腰骶关节压痛（-），右侧竖脊肌对称，右臀部牵涉痛消失，两侧骶髂关节无明显压痛，耻骨联合压痛（-），骨盆分离试验（-），双侧"4"字试验（-），双侧直腿抬高试验（-）。

医嘱：注意腰骶部保暖，适当进行腰部活动，循序渐进，坚持每晚自我垫枕矫正 1 个月。如有不适继续来门诊治疗，1 个月后反馈病情恢复情况。

患者 1 个月后电话告知，治疗后腰骶痛基本消失，活动自如，大便每天 1 次，感觉很轻松。"没想到治疗 1 次就治好了，真是神手啊！谢谢您！" 6 个月后回访，患者腰骶痛无复发，生活起居正常。

【按语】

患者产后 4 个月持续性腰痛，虽然有弯腰不慎腰痛加重史，但其产后持续腰痛在先，弯腰不慎只是个诱发因素，并非腰痛的直接原因。分析患者的影像学表现，两侧髂骨翼左高右低，右侧髂耻线延长，耻骨联合左移，两侧闭孔不对称，两侧骶髂关节间隙模糊等，均与产后骶髂关节失稳有关，故在原常规治疗的基础上，增加对抗拉腿复位法，治疗 1 次即双下肢等长，疼痛明显减轻，表明患者腰骶痛与骶髂关节紊乱有关。鉴于患者腰曲过大，考虑由 L_5 椎体后滑移所致，利用臀部垫枕矫正法，纠正腰部承重力线，促使腰痛缓解。可见，临床根据患者症状、体征，审症求"因"是非常关键的一环，"因"去则"症"自消。常言道：对"症"治疗一辈子，对"因"治疗一下子。

产后便秘是临床常见症状，第十、第十一案均有宿便表现，按照常规诊疗属于消化内科的疾病，但多数产妇不愿意接受药物治疗，部分患者服药后也不能解决问题。本团队认为便秘与孕产期肠功能紊乱有关。怀孕后期随着胎儿的增大，肠道被挤压得越来越厉害，胎儿娩出后肠道会出现"不应期"，加上分娩后骨盆骶髂关节吻合欠佳、尾椎陈旧性损伤等因素，支配肠道的神经受到刺激，肠道分泌的肠液减少，如果这种刺激因素得不到有效解除，肠蠕动减慢或处于"休眠"状态，则便秘症状始终不能缓解。这种假设是在一位离休老同志的便秘治疗过程中得到的启发，她在便秘 3 天后求医，3 天内去了 3 家医院找专家诊治均不见效，无奈之下打电话给笔者，要求上门推拿试试。来诊时患者已 6 天未解大便，无矢气，腹胀如鼓，腹部皮肤发亮。采用顺时针摩腹单一手法治疗 30 分钟，治疗效果是有了矢气。当晚 20：00 打电话给患者询问治疗后情况，患者告知解了粉笔头样便 2 粒。第二天早上 8：00 再打电话询问，告知没有排便。8：40 患者打电话称："拉啦！拉啦！"笔者问她拉了多少，她说排了半脸盆。至今患者近 20 年未出现便秘症状。受该案例的启发，本团队治疗产后骶髂关节错缝伴有便秘的患者时，都增加顺时针摩腹法，收获了明显效果。与第十一案相仿，本案例患者治疗 1 次后便秘即消失，大便每天 1 次，感觉很轻松。

（十三）产后腰痛牵涉腹股沟痛案

患者女性，32 岁，某大学教师。初诊时间：2012 年 8 月。疲乏，焦虑貌。

主诉：腰痛牵涉左侧腹股沟痛 5 年，加重 3 个月。

现病史：患者 5 年前怀孕后期腰痛明显，足月顺产，产后出现腰痛牵涉左侧腹股沟痛，小腹胀，跛行，产假期满后腰痛、跛行有好转，开始上班，但腰痛、牵涉痛反反复复，时轻时重，尤其是站着上课时间久了症状会加重，腹股沟牵涉痛尤为明显。曾在某三甲医院就诊，MRI 检查显示 L_4/L_5，L_5/S_1 椎间盘变性突出，诊断为"腰椎间盘突出症""骶髂关节致密性骨炎（左）"，予以塞来昔布、甲钴胺口服，万灵五香膏敷贴，症状有所缓解，停药后症状又慢慢回到原样。本次症状加重患者认为与开空调睡觉受凉有关。

专科检查：患者腰椎左侧弯存在，两侧髂骨翼右高左低不对称，左下肢较右下肢长约 1cm，左骶后上棘隆起，压痛（++），耻骨联合轻压痛。腰部活动基本正常，直腿抬高左侧 60°，屈髋屈膝试验左侧阳性，"4"字试验、骨盆分离试验左侧均为阳性，踇趾背伸、跖屈肌力对称，腱反射无改变，双足皮肤感觉对称。

辅助检查：骨盆 X 线正位片显示腰骶关节骨密度增高，两侧髂骨翼右高左低，左侧骶髂关节密度增高，间隙欠清晰，耻骨联合左移，盆腔内气体影明显（图 2-45）。

诊断：产后骶髂关节错缝症（左侧型）。

推拿治法：蛙式四步扳法，理筋通络法，对抗拉腿法，腰骶部擦法。

1. 蛙式四步扳法

该治法分自体牵引法、屈髋屈膝扳法、蛙式外展扳法及外展后伸扳法四步操作。

（1）自体牵引法：采用左侧下肢自体牵引法，牵引时间为 15 分钟，操作方法同前。

（2）屈髋屈膝扳法：操作方法同前。

（3）蛙式外展扳法：操作方法同前。

（4）外展后伸扳法：操作方法同前。

上述后 3 个步骤要循序渐进地重复操作 3 遍。

2. 理筋通络法

患者取俯卧位，术者用㨰法、按揉法等在患者的腰骶部、左侧骶髂关节处施术，在骶髂关节部位操作时应注意作用力方向，沿骶髂关节向内下 45°方向操作，使力作用于骶髂关节，再转为仰卧位，在左侧腹股沟部用㨰法、按揉法操作，时间约 5 分钟。

3. 对抗拉腿法

患者取仰卧位，在耻骨联合处垫一枕头，术者以左足跟抵住耻骨联合部，双手握住其右足踝部，先做持续牵引 1 分钟，再做顿拉动作 3 次，连续做 3 组对抗拉腿动作。操作后患者双下肢等长，腰骶疼痛随即减轻。

4. 腰骶部擦法

在腰骶部及左侧骶髂关节处涂上介质（常用冬青膏或其他市售膏剂），腰骶部用横擦法，骶髂关节处沿关节间隙用直擦法，以透热为度。

因患者只有周四有时间来门诊，故每周治疗 1 次，分别于 9 月 6 日、9 月 13 日来门诊治疗，共治疗 3 次，症状完全消失。患者于 9 月 18 日（周五）特地来医院复查治疗后骨盆恢复情况，结果显示骨盆形态完全正常，两侧髂骨翼对称，两侧骶髂关节间隙清晰，盆腔内气体消失，耻骨联合居中（图 2-46）。

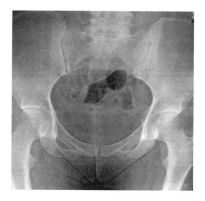

图 2-45　治疗前（8 月 30 日）
两侧髂骨翼右高左低，左侧骶髂
关节间隙欠清晰，耻骨联合左移

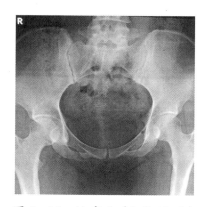

图 2-46　治疗后（9 月 18 日）
两侧髂骨翼对称，骶髂关节
间隙清晰，耻骨联合居中

【按语】

该案例患者主动要求复查治疗后骨盆的恢复情况。以往众多案例在治疗结束后建议再摄片对照时，患者均以喂奶、拍片有射线、症状消失了为什么还要拍片等理由予以拒绝，以致临床很难对疗效做出客观评价，只能以症状缓解程度来进行评价，对治疗前后客观指标变化的评价十分困难。我们对该患者对健康的重视深表敬佩。

该患者以腰痛、左侧腹股沟牵涉痛为主诉，其临床表现为左侧骶后上棘隆起，压痛（++），直腿抬高左侧60°，右侧正常，屈髋屈膝试验左侧阳性，"4"字试验、骨盆分离左侧均为阳性，影像学检查也显示左侧骶髂关节密度增高、间隙欠清晰等。为什么第十二案同样是左侧型，对抗拉腿复位法选择左侧，而该案例却选择右侧？我们考虑第十二案骶髂关节错缝与髂骨翼升高在同侧，表明其错缝与髂骨翼升高相一致，而该案例错缝在左侧，髂骨翼升高却在右侧，分析可能是由于左侧错缝处于"交锁"状态，迫使右侧髂骨翼"假性"升高。采用右下肢对抗拉腿复位法，借助右下肢外力牵拉作用，间接促使左侧骶髂关节被动"解锁"，可纠正两侧骶髂关节的不稳定状态，从而实现新的平衡，使症状快速消除。从治疗结果来看，验证了这种治法是正确有效的。

该案例对我们的启示是蛙式四步扳法治疗产后骶髂关节错缝症是基本治法。临床上还需根据患者具体的症状、体征，结合影像学检查具体分析，明确其症结所在，本着"审症求因"的思维，探求产生症状的原因，首先考虑什么，然后考虑什么，最后考虑什么，按照主次排序。治疗时应当本着"先破一环"的原则，先针对"主因"进行试治，如果治疗效果不理想，再对"二因""三因"试治，以期缩短疗程，稳、准、巧、快地达到治疗目的，取得更理想的治疗效果。

（十四）产后骨盆旋转案

患者女性，28岁，企业员工。初诊时间：2016年3月。焦虑，痛苦貌。

主诉：发现两侧臀部不对称21个月。

现病史：患者产后21个月，怀孕6个月时因胸闷、心悸、呼吸急促就诊于急诊，予以吸氧、输液观察3天，症状缓解后出院，出院后遵医嘱采用右侧卧位睡姿至临产，以减轻心脏负担。患者足月分娩，因难产使用产钳助产。产后1个月因发现两侧臀部不对称，左侧腰臀部疼痛，髋部向内旋转，行走不便，左足呈内"八"字形就诊，医生告知不需要处理，注意休息，多卧床即可，但至今已快2年未见好转，而且左侧腰臀痛加重，左侧腹股沟牵涉痛，跛行。

专科检查：患者腰脊居中，腰部活动前屈75°，后伸10°，左、右侧屈各

20°，左旋 20°，右旋 30°。两侧髂骨翼等高，左侧臀部肌肉萎缩，左下肢肌肉松弛，左髋内旋，两下肢不等长，左下肢较右下肢长约 1cm，左侧骶后上棘隆起，压痛（++），耻骨联合压痛（+）。左侧直腿抬高 75°，左侧跟臀试验（+），左侧"4"字试验（+），左侧骨盆分离试验（+），蹈趾背伸、跖屈肌力未改变，双下肢浅感觉对称。

辅助检查：自带骨盆正位片显示，双侧骶髂关节未见密度增高，两侧髂骨翼等高，骨盆形态异常，左侧髂骨翼较右侧明显窄小，左侧髂耻线延长，耻骨联合右偏明显，两侧闭孔左大右小不对称（图 2–47）。

诊断：产后骶髂关节错缝症（左侧型）。

推拿治法：蛙式四步扳法，理筋通络法，骨盆分压法，腰骶部擦法。

1. 蛙式四步扳法

该治法分自体牵引法、屈髋屈膝扳法、蛙式外展扳法及外展后伸扳法四步操作。

（1）自体牵引法：采用左侧下肢自体牵引法，牵引时间为 15 分钟，操作方法同前。

（2）屈髋屈膝扳法：操作方法同前。

（3）蛙式外展扳法：操作方法同前。

（4）外展后伸扳法：操作方法同前。

上述后 3 个步骤要循序渐进地重复操作 3 遍。

2. 理筋通络法

患者取俯卧位，操作者用㨰法、按揉法等在患者的腰骶部、左侧骶髂关节及臀部施术，按揉骶髂关节时应注意作用力方向，沿骶髂关节向内下 45° 方向操作，使力作用于骶髂关节，再转为仰卧位，在左侧腹股沟部用㨰法、按揉法操作，时间约 5 分钟。

3. 骨盆分压法

患者取仰卧位，左侧髋关节屈髋屈膝位，操作者立于患者左侧，在腹股沟处大腿内侧用㨰法、按揉法操作，时间约 3 分钟，然后以左手固定右侧髂骨翼，右手按于左侧髂骨翼，左侧骨盆分压法与屈髋屈膝运动交替进行，时间约 2 分钟。

4. 腰骶部擦法

在腰骶部及左侧骶髂关节处涂上介质（常用冬青膏或其他市售膏剂），腰骶部用横擦法，左侧骶髂关节沿关节间隙用直擦法，以透热为度。

经 1 次治疗，患者左侧腰骶痛明显减轻，腹股沟牵涉痛消失，步态正常。

摄骨盆正位片对照，结果显示骨盆形态恢复正常，左侧髂骨翼恢复正常，右侧髂骨翼反而变小，是否与摄片时的体位有关尚不清楚。两侧髂耻线对称，耻骨联合居中，两侧闭孔对称（图2-48）。随访3年未复发，自诉左侧臀部肌肉萎缩明显好转，患者十分满意。

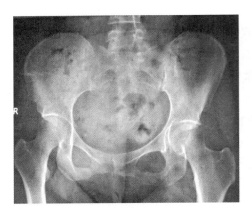 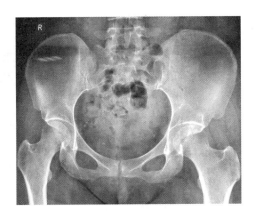

图 2-47　骨盆形态异常，左侧髂骨翼明显窄小，左侧髂耻线延长，耻骨联合右偏明显，两侧闭孔不对称

图 2-48　骨盆形态恢复正常，左侧髂骨翼恢复正常，两侧髂耻线对称，耻骨联合居中，两侧闭孔对称

【按语】

1. 症状形成的原因

产后骨盆旋转临床较为少见，一般都能自行恢复。该案例产后21个月仍不能恢复，且出现臀肌萎缩，单腿内"八"字形态，这种情况极为少见。分析该案例症状的形成可能与睡姿不当、错过最佳矫正时机及患者自身重视程度不够有关。患者怀孕6个月后因出现胸闷、心悸、呼吸急促就医，医生考虑与心脏受压有关，建议采用右侧卧位睡姿以减轻心脏负担，没有考虑到对孕妇来说如果长期右侧卧，随着胎儿体重增加会牵拉髋部导致髋内翻，引起骨盆旋转。如果嘱孕妇右侧卧时说明要用左侧膝关节用力支撑床面，则可以避免髋内翻引起的骨盆旋转。患者产后1个月发现两侧臀部不对称，左侧腰臀部疼痛，髋部向内旋转，行走不便，左足呈内"八"字形，就医后未予及时处理，仅嘱其注意休息，失去了最佳矫正时机。另外，患者自身的重视程度不够，在长达21个月的时间里，仅"严格"遵照医嘱以躺养为主，没有积极寻求医治，缺少自我锻炼的意识，以致症状加重，肌肉萎缩更加明显。

2. 诊断思维的考虑

根据患者的临床症状、体征及影像资料分析，引起症状的原因（简称"症因"）在左侧骶髂关节。首先，左侧髂骨翼明显变小，提示左侧髂骨内翻，与长期右侧卧有关。其次，如果属于骶髂关节半脱位或骶髂关节错缝，势必会因摩擦导致骶髂关节面密度增高，而患者骶髂关节不存在密度增高的情况，基本排除骶髂关节半脱位或错缝的可能性。最后，鉴于骶髂关节面为耳状关节面，骶骨以凹面紧密嵌入髂骨的凸面，起到了支撑人体躯干负载并将其转载至下肢的作用，骶骨的耳状面后上方较前上方宽大，而其前下方较后下方宽大，这种解剖学上的结构特点，增加了骶骨屈伸时的稳定性。骶椎上宽下窄，呈楔状插入两侧髂骨之间，因此负重越大，骶髂关节接触越紧密，这就是骶髂关节的"自锁现象"。综上，笔者考虑该患者的不适为某一个骶骨的凹面与髂骨的凸面"交锁"所致。

3. 治疗方法的设计

基于对骶髂关节凹面与凸面"交锁"的考虑，解除骶髂关节交锁为治疗要务，笔者设计在常规蛙式四步扳法的基础上，增加有针对性的骨盆分压法，结合屈髋屈膝运动交替进行，治疗以解除骶髂关节交锁之法为主，以理筋通络法和腰骶部擦法为辅，收获了意想不到的疗效。

该案例的诊疗过程验证了行内的一句话：诊断要考虑同病异症，异病同症；治疗要运用异病同治，同病异治的临证思维。

二、外伤性骶髂关节错缝症医案

（一）外伤性臀肌萎缩伴便秘案

患者男性，38 岁，建筑工人。初诊时间：2013 年 5 月。精神萎靡，无奈貌。

主诉：右侧臀腿痛伴肌萎缩 2 年。

现病史：患者从事建筑工作，2 年前从工地脚手架上摔下，右侧臀部着地受伤，当即送至医院急诊，X 线摄片未见骨折，予以三七片、止痛药及膏药敷贴处理，居家休息半个月后恢复上班，半年后因右侧臀腿痛、臀肌松弛、右下肢无力、足底痛去医院就诊，经 MRI 检查诊断为"腰椎间盘突出症"（影像片丢失），予以针灸、推拿、拔罐、理疗等治疗，治疗期间症状减轻但反复发作，医院建议手术治疗，患者不同意手术，遂前来就诊。

专科检查：腰脊居中，腰部活动功能无受限，右骶髂关节压痛（＋），两侧髂骨翼基本等高，右侧臀部肌肉轻度萎缩，右侧臀中肌痉挛、压痛（＋＋），双侧直腿抬高 75°，双侧"4"字试验阳性，膝腱反射无改变，双侧踇趾背伸、跖屈肌力无异常，双下肢浅感觉无异常。

辅助检查：骨盆正位 X 线摄片显示两侧髂骨翼不对称，双侧骶髂关节模糊，右侧密度稍增高，右侧髂耻线延长，耻骨联合左移，两侧闭孔不对称，盆腔内粪团积聚（图 2-49）。询问患者是否有便秘、腹胀，患者说都有，自摔伤后腹胀难受，大便难解，2 ～ 3 天才解 1 次。右斜位片显示骶髂关节模糊，左斜位片显示骶髂关节清晰，盆腔内粪团积聚影，肠胀气明显（图 2-50、图 2-51）。

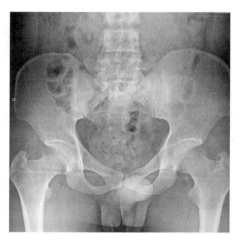

图 2-49　双侧骶髂关节模糊，右侧密度增高，右侧髂耻线延长，
耻骨联合左移，两侧闭孔不对称，盆腔内粪团积聚

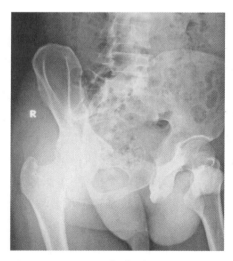

图 2-50　骶髂关节模糊，盆腔内
　　粪团积聚，肠胀气明显

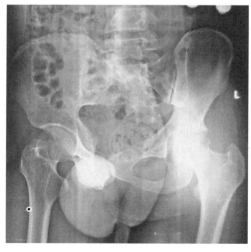

图 2-51　骶髂关节清晰，盆腔内粪团
　　积聚，肠胀气明显

诊断：外伤性骶髂关节错缝症（右侧型）；便秘。

推拿治法：蛙式四步扳法，右侧臀部推拿法，右侧骶髂关节擦法，顺时针摩腹法。

1. 蛙式四步扳法

该治法分自体牵引法、屈髋屈膝扳法、蛙式外展扳法及外展后伸扳法四步操作。

（1）自体牵引法：采用下肢自体牵引法，牵引时间为 15 分钟，操作方法同前。

（2）屈髋屈膝扳法：操作方法同前。

（3）蛙式外展扳法：操作方法同前。

（4）外展后伸扳法：操作方法同前。

上述后 3 个步骤要循序渐进地重复操作 3 遍。

2. 右臀部推拿法

患者取俯卧位，术者用擦法、按揉法等在患者的右侧腰臀部及骶髂关节处施术，对臀中肌配合使用横向弹拨法、纵向推揉操作，以缓解臀中肌痉挛，促进臀部萎缩肌肉的康复，时间约 5 分钟。

3. 右侧骶髂关节擦法

在右侧骶髂关节部涂上介质（常用冬青膏或其他市售膏剂），在骶髂关节沿关节间隙处用直擦法，以透热为度。

4. 顺时针摩腹法

患者取仰卧位，术者坐于患者右侧，用右手按右下腹→上腹→左下腹的顺序做顺时针方向的摩腹。操作时，从右下腹向上摩动时手掌尺侧着力向上托摩，上腹部转为手掌桡侧着力自右向左推摩，摩至左腹部时转为手掌桡侧着力向下推摩，以促使宿便向肛门方向移动，有利于宿便的排出。摩法操作时压力不宜太大，频率为每分钟 60 ~ 80 次，时间约 5 分钟。

治疗后，患者自诉臀腿痛减轻，感觉右下肢轻松许多，腹胀明显改善。复查双侧直腿抬高 85°，臀中肌压痛（＋），左侧"4"字试验（±），右侧"4"字试验（－）。

医嘱：5 次为 1 个疗程，隔日治疗 1 次。

二诊：患者右侧臀腿痛症状有反弹，但疼痛、腹胀程度减轻，大便改善不明显，足底痛减轻明显。复查专科检查显示右侧臀中肌压痛（＋），双侧直腿抬高接近 90°，左侧"4"字试验转为阴性，继续前法治疗。

该患者共计治疗 5 次，右侧臀腿痛消失，臀中肌痉挛缓解，仍触及条索状紧张肌肉，双侧直腿抬高正常，"4"字试验转为阴性，大便通畅，日解 1 次，便质成形，右臀部肌肉萎缩改善不明显，足底痛完全消失。2014 年 6 月来院复查 1 次，右臀部肌肉萎缩恢复不明显，余不适无复发，患者非常满意。

【按语】

骶髂关节错缝症临床上男性较为少见，占 10%～15%，多数由臀部着地受伤引起，也包括剧烈运动损伤、持续或瞬间扭胯损伤等。该患者有明确的从高处摔下臀部着地损伤史，但多数患者摔伤后经治疗、休息症状可缓解，不会过度关注骶髂关节错缝的问题，即使偶尔腰骶痛，遇阴雨天、劳累后症状加重，也习惯将其归咎于陈旧伤复发、腰肌劳损，习以为常，这可能是男性发病低率的主要原因。

分析该案例的诊治经过，患者从高处摔下，臀部（右）着地损伤，当即送医院急诊，X 线摄片未见骨折，按软组织损伤处理。半年后因症状加重，就诊后予以 MRI 检查，结果显示腰椎间盘突出，诊断为腰椎间盘突出症（因影像资料丢失，无法复阅），不符合手术指征，一直按腰腿痛进行常规治疗，但治疗效果并不理想。该案例尽管有从高处摔下的损伤史，但患者下肢无力，足底痛，并无下肢放射性疼痛，单凭影像学诊断腰椎间盘突出症，易导致误诊。该案例给我们的启示：一是腰椎间盘突出与腰椎间盘突出症是两个不同的概念；二是对于腰椎间盘突出症，必须症状、体征、影像学检查三项指征均符合才能精准诊断；三是上述三项指征中有一项不符合时则应慎重诊断。临床应摒弃遇到腰痛伴有腿痛就认为是腰椎间盘突出症的简单思维。

该患者体格检查显示踇趾背伸、跖屈肌力改变未改变，腱反射无改变，双足浅感觉对称，佐证了患者虽有腰椎间盘突出，但突出程度不重，不足以对脊髓及神经根构成损害，首先排除腰椎间盘突出症的可能。患者右侧骶髂关节压痛（＋），右侧臀部肌肉轻度萎缩，右侧臀中肌痉挛、压痛（＋＋），双侧直腿抬高 75°，以及双侧"4"字试验阳性等阳性体征，与患者右侧臀部着地摔伤有关。影像学检查显示双侧骶髂关节模糊，耻骨联合左移，两侧闭孔不对称，支持骶髂关节错缝症诊断。影像学显示盆腔内粪团积聚，肠胀气明显，追问病史后考虑与摔伤有关。至于患者右下肢无力、足底痛，考虑与右侧骶髂关节错缝症，臀部肌肉萎缩，行走时跖筋膜过度牵张有关，并非坐骨神经受压所致，通过蛙式四步扳法结合局部对症治疗而验效。该案例的诊疗过程验证了本团队"诊断如破案，治病如剿匪"诊疗思维的有效性。

该案例由于病程长，尽管临床症状完全消失，仍留下了臀部肌肉萎缩未能有效恢复的遗憾，但对患者的工作、生活已无明显影响。

（二）外伤性骶髂关节错缝案

患者女性，52 岁，退休人员。初诊时间：2011 年 10 月。痛苦貌，焦虑。

主诉：摔伤后不能行走 2 个月。

现病史：患者 2 个月前下台阶时不慎滑倒，臀部着地摔跤，当即腰骶部及臀部疼痛剧烈，动弹不得，在地上躺了 10 多分钟后，在丈夫的搀扶下慢慢站起，但双腿迈不开步，不能行走，由救护车送至医院急诊。X 线摄片检查未见骨折，后收入院观察，进一步完善相关检查。腰椎 MRI 显示 L_3/L_4、L_4/L_5 椎间盘膨出，L_5/S_1 椎间盘突出，硬膜囊受压。予以输液、脱水消肿、止痛等对症治疗半个月，疼痛减轻，出院回家休养。出院时双腿仍无力，髋部牵涉痛明显，行走困难，无下肢放射性痛、麻，在家休养一个半月后症状改善不明显，在丈夫的搀扶下前来门诊。

专科检查：患者脊柱居中，双下肢等长，两侧髂骨翼对称，两侧骶髂关节压痛（++），双侧直腿抬高 45°，双侧跟臀试验阴性，双侧"4"字试验阳性（图 2-52、图 2-53），尾骨无压痛，蹬趾背伸、跖屈肌力正常。

患者损伤史明确，相关检查完善，故未予以进一步检查。

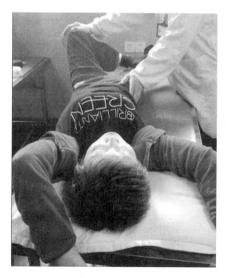

图 2-52　治疗前左侧"4"字
试验阳性

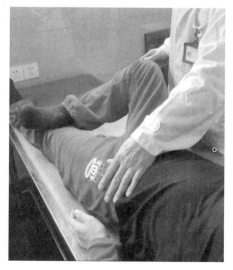

图 2-53　治疗前右侧"4"字
试验阳性

诊断：骶髂关节错缝症（双侧型）。

推拿治法：蛙式四步扳法。

该法分自体牵引法、屈髋屈膝扳法、蛙式外展扳法及外展后伸扳法四步操作。

（1）自体牵引法：采用下肢自体牵引法，牵引时间为15分钟，操作方法同前。

（2）屈髋屈膝扳法：操作方法同前。

（3）蛙式外展扳法：操作方法同前。

（4）外展后伸扳法：操作方法同前。

上述后3个步骤要循序渐进地重复操作3遍。

蛙式四步扳法1次治疗后，患者双侧"4"字试验均转为阴性（图2-54，图2-55），两侧骶髂关节压痛基本消失，髋部牵涉痛完全消失，双侧直腿抬高90°，行走自如。

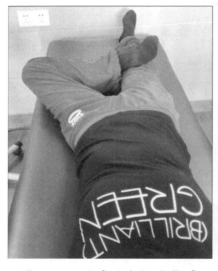 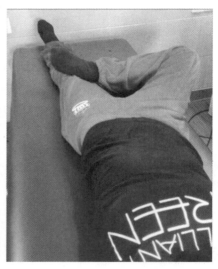

图 2-54　治疗后左侧"4"字　　　图 2-55　治疗后右侧"4"字
试验转为阴性　　　　　　　　试验转为阴性

【按语】

该案例损伤史明确，既往无腰腿痛，住院完善相关检查，仅 MRI 显示 L_3/L_4、L_4/L_5 椎间盘膨出，L_5/S_1 椎间盘突出，硬膜囊受压，但无下肢放射性痛、麻症状，姆趾背伸、跖屈肌力正常，尾骨无压痛，基本排除腰椎间盘突出导致坐骨神经受压或尾骨损伤（脱位）的可能性。

患者的不适症状由急性摔跤损伤所致，为什么2个月后仍迈步艰难？这是临诊思考的关键问题。患者的体格检查仅显示两侧骶髂关节压痛（++），双侧直腿抬高45°，双侧"4"字试验阳性，这些阳性体征都集中表现在骶髂关节，且具有双侧对称性。X 线摄片已排除骨折、脱位可能，同时尽管 MRI 显示 L_3/L_4、L_4/L_5 椎间盘膨出，L_5/S_1 椎间盘突出，硬膜囊受压，但无下肢放射性痛、麻症状，无踇趾背伸、跖屈病理性指征，不符合腰椎间盘突出症诊断。患者有臀部着地损伤史，结合症状、体征及影像学检查，综合考虑患者的不适由臀部着地损伤，两侧骶髂关节耳状关节面错缝，骶骨的凹面与髂骨的凸面"交锁"所致，属于双侧型单纯性骶髂关节错缝症。

　　该案例由于病因、症状、体征三要素分析到位，诊断明确，经蛙式四步扳法治疗 1 次即获痊愈，验证了临床培养"循症求因"的思维，遵循"有症必有因，无因不成症"的临证原则、"症因要相关，无关非诊断"的诊断原则、"治因宜为先，因去症自消"的治疗原则的重要性。

三、产后耻骨联合分离居家康复指导案

（一）产后耻骨联合分离 4.76cm 案

患者女性，26 岁，公司职员。初诊时间：2012 年 4 月。

主诉：产后耻骨联合分离，卧床 26 天。

现病史：患者丈夫通过手机哭诉，第一句话就是"你救我！"患者产后耻骨联合分离 4.76cm，一直躺在床上不能动弹，已经 26 天了，骨盆像散架了一样，一动就"咯吱，咯吱"地响，全家人都吓坏了。大小便都在床上用便盆，每解一次需三人协助才能完成，三人用力稍不一致时，患者会"哇！哇！"直叫，痛哭流涕，只能放下稍事休息，再重新开始，解 1 次大便或小便，甚至需要 2 小时才能完成。

问诊过程如下。

笔者：到分娩医院咨询过吗？

患者丈夫无奈地说：已经去过了，医生说没有好的办法，躺着慢慢静养好好休息，3 个月后会好起来的。

笔者：去妇产医院看过吗？

患者丈夫回答：也去过了，医生说耻骨联合分离没有好的办法，买个骨盆带绑绑试试吧，但用了骨盆带也没有用啊！

笔者：你爱人有拍过骨盆 X 线片吗？

患者丈夫回答：有！出院时拍的。

辅助检查：阅自带骨盆 X 线片，显示腰脊居中，骨盆呈旋转形态，两侧

髂骨翼明显不对称，因骨盆严重右旋，导致左侧髂翼明显变小，右侧髂骨翼明显变大，两侧闭孔大小不对称，耻骨联合韧带完全断裂，耻骨联合分离 4.76cm（影像科实测数据），两侧股骨呈外"八"字形（图 2-56）。

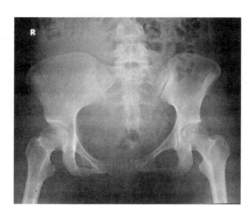

图 2-56　骨盆形态改变，耻骨联合分离 4.76cm

诊断：耻骨联合分离（右侧分离型）伴骶髂关节错缝。

自我矫正法：左侧卧位加压矫正法。

根据耻骨联合分离形态分析，患者两侧髂骨翼不对称，左侧髂骨翼右旋前倾，左侧耻骨端并没有偏离骶中线，表明左侧耻骨偏离不明显，而右侧耻骨明显向右偏离，提示右侧耻骨向右偏离。根据其耻骨联合分离的这个特征，本团队嘱患者采用左侧卧位姿势，在右侧髋部（股骨大转子部位）用米袋加压矫正，纠正耻骨联合分离。本团队为患者设计的居家矫正方案如下：矫正加压重量从 4kg 开始，根据患者的承受度适度增加或减轻加压重量，每次的矫正时间初定为 2 小时，间隔 2 小时再继续矫正，每天矫正 4 次，总矫正时间不少于 8 小时，2 周后复查。

二诊：患者居家矫正 2 周后，由其丈夫陪同前来门诊。患者自行步入诊室，自诉 5 天前开始能下地行走了，刚开始时行走摇晃不稳，耻骨联合部及两侧腹股沟处疼痛，迈步困难，现在已经好多了，起卧动作已经没有问题了，步态基本正常，但腰骶部酸痛仍明显，有时直不起腰来。

专科检查：脊柱居中，腰椎生理曲度存在，腰椎活动度为前屈 45°，后伸 15°，左、右侧屈各 20°，左、右旋转各 15°，腰骶关节及左侧骶髂关节压痛（±），双侧跟臀试验（-），双侧直腿抬高 ≥ 75°，左侧"4"字试验（-），右侧"4"字试验（±），踇趾背伸、跖屈肌力正常，骨盆分离试验（±），耻骨联合轻压痛存在。

辅助检查：复查骨盆X线片显示，分离的两侧耻骨端对合，耻骨联合轻度右偏，骨盆形态改变存在，左侧髂骨翼前倾（偏小）改变不明显，右侧闭孔形态改善但双侧仍不对称，右侧髂骨翼后倾有改善，两侧股骨外"八"字形态已矫正（图2-57）。

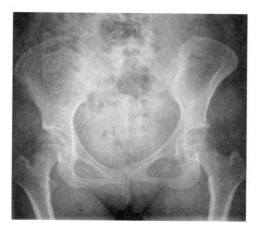

图2-57 治疗后耻骨联合对合，左侧耻骨稍向右偏移，骨盆形态不理想

推拿治法：蛙式四步扳法。

针对患者自诉腰骶部酸痛症状，本团队设计了以缓解局部症状为主的治疗方案。

（1）在腰骶部及两侧膀胱经循行处用按揉法结合擦法往返操作，起到舒筋活血、缓解肌肉痉挛的作用。

（2）用拇指在两侧腰骶角沿髂骨翼向骶骨45°方向向下按压，使手法的作用力作用于骶髂关节，以促使骶髂关节凹凸面趋于吻合。

（3）在腰骶部及两侧膀胱经循行处用介质（常用冬青膏或其他市售膏剂）行擦法。操作时在局部涂上介质，腰骶部用横擦法，沿骶髂关节用斜擦法，以透热为佳。

治疗3次后，患者行走自如，腰骶部酸痛消失，腰椎活动度基本正常。建议患者复查骨盆X线片对照比较，患者以喂奶为由，不同意摄片复查。跟踪随访6年，患者无明显不适。

【按语】

耻骨联合是指维系骨盆前方两侧耻骨的纤维软骨联合，由两块纤维软骨间盘组成，两个间盘之间有一耻骨联合腔，耻骨联合上、下、左、右均有韧带加强连接。一般两侧耻骨联合间距4～5mm，无上下错位现象。耻骨联合为微动关节，依赖耻骨韧带连接，若该韧带损伤、撕裂、断裂，则造成耻骨联合分离并产生相应症状。耻骨联合分离多见于产后女性，因胎儿过大、胎位不正等因素，经产道分娩是造成耻骨联合韧带损伤的主要原因。耻骨联合分离按病理表现可分为耻骨联合韧带撕裂、部分断裂、完全断裂 3 种类型；按分离类型可分为单侧分离、双侧分离 2 种类型；按分离程度可分为轻度分离、中度分离、重度分离 3 种类型。一般认为耻骨联合间隙 ≥ 1.0cm，且耻骨联合部疼痛、压痛（+）为轻度分离；耻骨联合间隙 < 2.0cm，同时伴有耻骨联合压痛（++）、骶髂关节压痛（+）为中度分离；耻骨联合间隙 > 2.0cm，同时伴有行走困难或起卧转身困难，耻骨联合处拒按，一侧或两侧骶髂关节压痛（++）为重度分离。该患者耻骨联合韧带完全断裂，耻骨联合分离 4.76cm，属于重度分离，且为单侧分离型，确为临床罕见。

　　本团队查阅耻骨联合分离的相关资料，一般 X 线摄片显示耻骨联合间隙 > 6mm，临床表现为耻骨联合部疼痛，且有明显压痛，同时有骶髂关节压痛，单侧下肢不能负重，行走无力，双下肢抬举困难，腰骶部酸痛等症状，即可诊断为耻骨联合分离二联征。耻骨联合分离以自然分娩的产妇为多见，也可见于剖宫产产妇。引起耻骨联合分离的主要原因，包括怀孕后期，由于胎儿体重过大，迫使骨盆撑开造成耻骨联合分离；分娩前期，受内分泌因素影响，耻骨联合韧带松弛是耻骨联合分离的潜在因素；分娩时，如果产程过长，胎儿过大，头盆不称，胎先露异常（臀位），或存在，难产、急产、分娩困难、产钳助产等因素，使松弛的耻骨联合韧带发生损伤，分娩后耻骨联合未能恢复正常而发生分离。该案例是本团队所遇到的最严重、最复杂的案例，患者既有骶髂关节错缝，又有耻骨联合分离，且呈单侧型重度分离，其分离程度之大，临床症状、体征之复杂确实罕见，属重度分离二联征。有报道称耻骨联合分离处理不当，将直接影响骨盆生物力学功能和下肢行走，严重的可导致残疾。

　　关于耻骨联合分离的治疗，临床尚无特殊有效的治疗方法。民间传统的观念是躺着静养，俗称"做产"。目前临床以理疗、康复为主要治疗手段，较常用的有骨盆带加压包扎，以及骨盆兜、骨盆悬吊法；也有人采用外固定架，甚至钢板固定手术。推拿是目前临床普遍应用的治疗方法，其治疗原则以整复错位，活血通络为主。常用方法包括按揉腰骶部、放松股内收肌、牵引复位、按压复位、屈髋屈膝摇法、腰部斜扳法等，可减轻临床症状，促进下肢活动功能恢复，对耻骨联合轻度分离者有促进恢复的作用。

　　该案例患者耻骨联合重度分离合并骶髂关节错缝，曾到分娩医院和妇产专科医院就诊，均告知无特殊治疗方法，建议多躺静养。作者在没有见到患者，无法进行体格检查，仅有 1 张 X 线片的情况下，根据其耻骨联合分离的类型，设计了侧卧位加压矫正的方法居家康复，2 周后患者即能自行前来门诊复查，确属罕见。尽管患者复查骨盆形态不理想，但毕竟患者能自己行走，经门诊常规治疗 3 次，症状完全消失，随访 6 年未见复发。该案例为产后耻骨联合分离患者如何进行自我矫正康复提供了新思路和新方法。

（二）产后耻骨联合分离 2.4cm 案

患者女性，25 岁，城郊居民。初诊时间：2014 年 5 月。

主诉：产后耻骨联合分离，耻骨联合部痛，不能行走 4 周余。

现病史：表哥代诉，患者 4 周余前难产，在待产室 24 小时未分娩，后在助产师辅助下足月顺产，新生儿 3.4kg。患者产后耻骨联合部疼痛明显，身体转侧时疼痛加剧，至今仍不能下床行走，大小便都用便盆在床上解决。前几天又到产科医院拍了骨盆 X 线片，显示耻骨联合分离 2.4cm，诊断为"耻骨联合中度分离"，故家属前来咨询有什么办法可以治疗。笔者让患者本人来门诊看一下，做一下专科检查，家属说患者痛得很厉害，躺在床上已经 1 个月了还是下不了床，无法来门诊。

辅助检查：阅自带骨盆 X 线片，两侧髂骨翼基本等高，骨盆向右旋转，左侧髂骨翼变小，右侧髂骨翼明显增大，骶中嵴与耻骨联合基本居中，两侧耻骨端均匀分离，右侧骶髂关节间隙稍增宽，两侧闭孔对称但明显变小（图 2-58）。

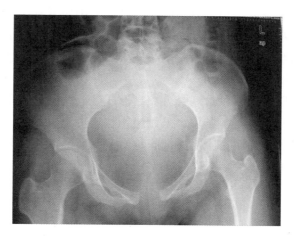

图 2-58　耻骨联合分离 2.4cm

诊断：耻骨联合分离（双侧分离型）伴骶髂关节错缝。

自我矫正法：侧卧位双侧交替加压矫正法。

　　该案例为产后耻骨联合分离（双侧分离型）患者，耻骨联合分离 2.4cm，属于中度分离，是笔者接诊的首例双侧分离型居家矫正患者。尽管其分离程度小于上一案，但对双侧分离型患者而言，如何指导其居家矫正笔者心中没有底，风险仍然存在，一旦矫正太过或不足，导致骨盆畸形改变，极易引起医疗纠纷。笔者依据患者耻骨联合向两侧均衡性分离的特点，设计了侧卧位米袋加压双侧轮流矫正法，采用左右两侧轮流矫正的方案，加压部位在两侧髋部（股骨大转部位），矫正加压重量从 3kg 开始，根据承受能力适当增减，以患者能忍受为限。每侧矫正时间 2 小时，间隔 2 小时，再换对侧继续矫正 2 小时，每天矫正4 次，左右两侧各 4 小时，每天总矫正时间不少于 8 小时，2 周后复查。

　　2 周后询问患者家属，得知患者早已能下床行走了，治疗效果很好，耻骨联合部疼痛完全消失，走路姿势跟普通人一样。嘱其来院复查骨盆 X 线片对照，患者以正处于哺乳期为由不予配合。随访 4 年无复发。

【按语】

　　该案与耻骨联合分离 4.76cm 案相同，属于产后耻骨联合分离伴骶髂关节错缝，不同的是该患者属于耻骨联合双侧对称性分离，分离程度较上一案患者轻，寻求居家矫正康复指导，其难度并不亚于上一案。一方面，笔者对该案例的病情现状一无所知，其症状、体征等第一手资料全无，单凭骨盆 X 线片要求指导居家康复确实心中没底，难度很大；另一方面，患者耻骨联合双侧型分离，但骨盆形态正常，一旦矫正太过或不及，发生骨盆畸形改变的风险较大。出于家属恳求，难以推却，借鉴单侧分离取健侧卧位采用加压矫正有效的先例，针对患者耻骨联合向两侧均匀分离的特点，笔者设计了双侧轮流侧卧加压矫正方案，结果取得了非常理想的矫正效果。该案例矫正法为治疗耻骨联合双侧分离提供了成功的实例，积累了经验。

　　目前，本团队对产后耻骨联合分离已形成规范的居家自我矫正康复指导方案，即单侧型分离者取健侧卧位，采用患侧加压矫正康复法，双侧型分离患者采用双侧轮流卧位加压矫正康复法，同时要定期进行 X 线片复查，避免矫正太过、不及，或加压矫正效果不理想等情况发生。

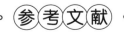

参考文献

[1] Vrahas M，Hern TC，Diangelo D，et al.Ligamentous contributions to pelvic stability [J].Orthopedics，1995，18（3）：271-274.

第三章 蛙式四步扳法治疗骶髂关节错缝症的相关研究

一、蛙式四步扳法治疗骶髂关节错缝症的临床研究

该项研究为"在城乡社区卫生服务中推拿优势病种及实用手法的优选与推广研究"课题内容之一。研究选取 2008 年 9 月—2011 年 2 月，在浙江中医药大学附属第三医院推拿科专家门诊确诊为骶髂关节半脱位的患者 60 例，其中男性 17 例，女性 43 例，年龄 20 ～ 60 岁，所有入选病例均符合本研究要求，采用完全随机试验设计，根据病例收集标准，筛选符合标准的患者，再按照随机方案分组选择治疗方法。研究结果如下。

1. 两组受试者基线资料比较

两组患者性别分布情况经皮尔逊卡方检验（Pearson's chi-squared test）无统计学意义（$\chi^2=0.739$，$P=0.390 > 0.05$）；经 t 检验，两组患者年龄分布情况无统计学意义（$t=0.421$，$P=0.675 > 0.053$），两组基线一致，具有可比性（表 3–1、表 3–2）。

表 3–1 两组患者性别构成比较

组别	N	男性	女性	χ^2	P
蛙式扳法组	30	7	23	0.739	0.390
传统手法组	30	10	20		

表 3–2 两组患者年龄构成比较（$\bar{x} \pm \mathrm{SD}$，岁）

组别	N	Mean ± Std.Deviation	t	P	95% 可信区间	
					Lower	Upper
蛙式扳法组	30	36.10±8.84	0.421	0.675	−3.75	5.75
传统手法组	30	35.10±9.52				

2. 两组临床总体疗效观察

从表 3–3 可见，蛙式扳法组 30 例中，临床控制 12 例，显效 10 例，有效 6 例，无效 2 例，总有效率 93.3%；传统手法组 30 例中，临床控制 4 例，显效 5

例，有效 11 例，无效 10 例，总有效率 66.7%。经 Kolmogorov-Smirnov（柯尔莫可洛夫 - 斯米洛夫）Z 检验，蛙式扳法组和传统手法组总体疗效相比有统计学意义（$Z=1.594$，$P=0.016 < 0.05$），提示蛙式四步扳法与传统手法治疗骶髂关节半脱位的疗效比较有统计学意义，蛙式扳法组疗效明显优于传统手法组（表 3-3）。

表 3-3　两组患者临床疗效比较

组别	N	疾病活动阈值				总有效率	Z	P
		痊愈	显效	有效	无效			
蛙式扳法组	30	12	10	6	2	93.3%	1.594	0.016
传统手法组	30	4	5	11	10	66.7%		

3. 两组疼痛程度积分比较

组间比较：经秩和检验，两组治疗前疼痛积分比较没有统计学意义（$P=0.97 > 0.05$），具有可比性；治疗后两组积分比较有统计学意义（$P=0.00 < 0.05$），表明蛙式四步扳法组在缓解疼痛方面有比传统手法组有更好的疗效。

组内比较：经秩和检验，蛙式扳法组患者治疗前后疼痛积分有统计学意义（$Z=-4.730$，$P=0.00 < 0.05$），表明蛙式扳法在改善疼痛积分方面有显著效果；传统手法组患者治疗前后疼痛积分有统计学意义（$Z=-2.215$，$P=0.009 < 0.05$），表明传统手法在改善疼痛积分方面也有显著效果（见表 3-4）。

表 3-4　两组患者疼痛积分比较

组别	N	治疗前			治疗后			Z	P
		$\bar{x}$	SD	Md	$\bar{x}$	SD	Md		
蛙式扳法组	30	6.63	1.27	7.00	2.70	1.62	3.00	-4.730	0.000
传统手法组	30	6.60	1.42	7.00	5.93	1.28	6.00	-2.215	0.009

注：组间比较，治疗前两组比较 $P=0.97$，治疗后两组比较 $P=0.00$。

4. 两组双下肢长度差的比较

组间比较：经 t 检验，治疗前两组患者双下肢长度差无显著性差异（$P=0.90 > 0.05$），具有可比性。治疗一次后两组患者双下肢长度差有明显差异（$P=0.04 < 0.05$），表明蛙式扳法在改善双下肢长度差方面比传统手法有更明显的疗效。

组内比较：经 t 检验，蛙式扳法组患者治疗前与治疗 1 次后的双下肢长度差有统计学意义（$P=0.006 < 0.01$），表明蛙式扳法在改善双下肢长度差方面

有显著疗效，且从第 1 次治疗后即开始起效。对传统手法组患者治疗前与治疗 1 次后双下肢长度差进行比较，结果有统计学意义（$P=0.02 < 0.05$），表明传统手法在改善双下肢长度差方面有显著疗效，且从第 1 次治疗后即开始起效。蛙式扳法组第 1 次治疗后与治疗前双下肢长度的差值明显高于传统手法组第 1 次治疗后与治疗前双下肢长度的差值，经统计学分析具有非常显著的差别（$P=0.00 < 0.01$），表明蛙式扳法在改善双下肢长度差方面的疗效明显优于传统手法的疗效，且起效较传统手法更快（表 3-5）。

表 3-5　两组双下肢长度差的比较（$\bar{x} \pm s$，cm）

组别	N	治疗前	治疗 1 次后	均值差值	t	P	95% 可信区间	
							Lower	Upper
蛙式扳法组	30	1.43±0.50	1.09±0.41 ▲	0.34±0.62*	2.998	0.006	0.10	0.57
传统手法组	30	1.41±0.51	1.32±0.45	0.09±0.15	3.340	0.020	0.03	0.15

注：组间比较，治疗前两组比较，$P=0.90$；治疗一次后两组比较 ▲$P=0.04 < 0.05$，*$P=0.00 < 0.01$。

二、蛙式四步扳法治疗骶髂关节半脱位的 X 线研究

本团队在汇总资料后，采用 SPSS 17.0 统计软件进行统计分析。对于方差齐且正态分布的计量资料，治疗前后自身比较采用配对样本 t 检验，组间比较采用独立样本 t 检验，计数资料采用秩和检验。$P < 0.05$ 为差异有统计学意义。

1. 两组点间距比较

组间比较：经 t 检验，结果显示两组患者治疗前点间距比较具有可比性（$P=0.22 > 0.05$）。对治疗后两组患者点间距比较（$P=0.00 < 0.05$），表明蛙式四步扳法组在改善点间距方面的效果明显优于传统手法组。

组内比较：蛙式四步扳法在改善点间距方面效果显著（$P=0.00 < 0.05$），传统手法在改善点间距方面效果不显著（$P=0.10 > 0.05$）。见表 3-6。

表 3-6　两组点间距比较（$\bar{x} \pm s$, mm）

组别	N	治疗前	治疗后	t	P	95% 可信区间	
						Lower	Upper
蛙式扳法组	30	10.06±3.39	3.60±2.23▲	8.55	0.00	4.92	8.01
传统手法组	30	11.16±3.49	10.93±3.28	1.65	0.10	−0.55	−0.52

注：组间比较，治疗前两组比较，$t = -1.23$，$P = 0.22$；治疗后两组比较，$t = -10.09$，▲$P = 0.00 < 0.01$。

2. 两组错动指数的比较

组间比较：经秩和检验，结果显示两组患者治疗前的错动指数具有可比性（$P=0.520 > 0.05$）。对治疗后两组患者的错动指数进行比较，蛙式四步扳法在改善错动指数方面的效果明显优于传统手法组（$P=0.00 < 0.05$）。

组内比较：蛙式四步扳法在改善错动指数方面效果显著（$P=0.00 < 0.05$）。传统手法在改善错动指数方面效果不显著（$P=0.08 > 0.05$）。见表 3-7。

表 3-7　两组错动指数的比较

组别	N	治疗前			治疗后			Z	P
		$\bar{x}$	SD	Md	$\bar{x}$	SD	Md		
蛙式扳法组	30	2.95	0.76	3.00	2.16	0.94	1.50	−4.55	0.00
传统手法组	30	3.08	0.78	3.00	3.03	0.82	3.00	−1.73	0.08

注：组间比较，治疗前两组比较 $Z = -0.643$，$P = 0.520$；治疗后两组比较，$Z = -5.94$，$P = 0.00$。

3. 结论

组间比较：经 t 检验，治疗后两组患者点间距、错动指数的比较有统计学意义（$P < 0.05$），表明蛙式四步扳法在改善点间距、错动指数方面的效果明显优于传统手法组。

组内比较：蛙式四步扳法组治疗前后点间距、错动指数的比较有统计学意义（$P < 0.05$），表明蛙式四步扳法在改善点间距、错动指数方面有显著效果。

第四章

范医评说

一、关于骨盆源性病症

骨盆由骶骨与两侧髂骨构成,介于人体躯干与下肢之间,将人体躯干的重量均衡分解至两侧下肢,它既是人体的枢纽中心,也是人体的稳定中心,起着承上启下的关键作用。骶骨上宽下窄,呈倒三角形,上连腰椎,下连尾椎,成为人体躯干分力中心,对人体重心的稳定起到关键作用。骶骨两侧与髂骨构成骶髂关节,两侧髂骨外下部各有两个凹型球窝,容纳股骨头,构成髋关节,将人体躯干的重量分解到两侧下肢。骶髂关节面为耳状面,骶骨的关节面为凹型,髂骨的关节面为凸型,这种以凹凸型结构嵌插组成的致密骶髂关节,借助其腹侧、背侧韧带的维系保持稳定,起到了支撑人体躯干载荷,并将其分解至两侧下肢的作用。骶骨的耳状面后上方较前上方宽大,而其下方的前部较后部更宽,这种解剖学上的结构特点,加强了骶骨的稳定性。由于骶骨上宽下窄并插入两侧髂骨之间,因此其负荷越大,骶髂关节接触越紧密,进而形成骶髂关节的"自锁现象"。两侧髂骨的前下方形成耻骨支,借助耻骨韧带的维系组成稳固的骨盆。

由于骨盆结构的特殊性,在腰骶部外伤,尤其是妊娠、内分泌等因素的作用下,极易造成骶髂关节、耻骨联合及韧带的损伤,可见骨盆源性病症主要表现为骶髂关节错缝和耻骨联合分离(骨折、肿瘤除外)。然而,目前对骨盆源性病症的研究甚少,文献检索结果显示,相关研究主要集中在骨盆的构成、骶髂关节生物力学等方面,而结合临床研究的文献报道很少。本团队认为我们有必要加强骨盆源性疾病的基础与临床研究。

二、关于骶髂关节损伤与骶髂关节错缝

经查阅 21 世纪以来全国高等中医药院校规划教材《推拿学》《推拿治疗学》,对该病的表述主要有"骶髂关节紊乱症""骶髂关节损伤""骶髂关节扭伤"等。严隽陶教授主编的普通高等教育"十五"国家级规划教材、新世纪全国高等中医药院校规划教材《推拿学》(2003 年 6 月第 1 版)中,第九章"骨

伤科疾病"——脊柱骨盆病变节中"骶髂关节紊乱症（损伤与错位）"的临床症状、体征表现为患侧骶髂关节压痛和酸胀不适，患肢外侧牵涉痛、麻木，腰骶部酸软乏力，需要经常更换坐姿或移动站立时的重心。部分患者表现为骶尾部顽固性疼痛和触痛。妊娠期和产后妇女，则可有耻骨联合处疼痛。骶髂关节紊乱症（损伤与错位）分为骶髂关节前错位及后错位两种类型，基本治法分为前错位复位法和后错位复位法（俯卧单髋过伸复位法、侧卧单髋过伸复位法）。笔者主编的普通高等教育"十一五"国家级规划教材《推拿学》（2008年9月第1版），仍将骶髂关节损伤与骶髂关节错缝归纳在"骶髂关节损伤"病症内，对该病病因、病机的阐述为女性在妊娠期和产后，在内分泌因素的作用下使骶髂关节松弛，怀孕时骶髂关节面被撑开，胎儿娩出（包括剖宫产）后腹压骤降，骶髂关节瞬间对合，由于关节面对合欠佳形成错缝，导致一侧或两侧的腰骶及下腰部疼痛，基本治法采用"蛙式四步扳法"，即自体牵引势、极度屈髋屈膝势、极度屈髋屈膝外展势及外展后伸扳势四步操作。此后，笔者主编的普通高等教育"十二五"国家级规划教材《推拿学》（第二版）（2015年2月第1版），以及全国中医药行业高等教育"十三五"规划教材、全国高等中医药院校规划教材（第十版）《推拿治疗学》（2016年7月第1版），均延用"骶髂关节损伤"病名，采用"蛙式四步扳法"治疗。由王之虹教授主编的全国中医药行业高等教育"十二五"规划教材、全国高等中医药院校规划教材（第九版）《推拿学》（2012年8月第3版），将骶髂关节损伤与骶髂关节错缝归纳在"骶髂关节扭伤"中，指出本病可发生于胎儿过大的产妇，分娩时骨盆扩张引起扭伤，甚至出现关节半脱位（急性损伤）；妊娠期妇女韧带松弛、伸长，常因弯腰和旋转活动而引起扭伤（慢性劳损）。其治法采用舒筋通络、活血化瘀、松筋通络、理筋整复（包括向前错位整复法、向后错位整复法）等。可见，在近20年中，该病的病名一直在"骶髂关节紊乱症""骶髂关节损伤""骶髂关节扭伤"间变化，没有一个明确、统一的病名，笔者认为该病有必要有一个明确的病名。国家中医药管理局于2017年3月印发的中医诊疗方案中，由云南省中医院、浙江中医药大学附属第三医院联合制定的《胯骨错缝（骶髂关节综合征）中医诊疗方案》里以"蛙式四步扳法"为主要特色治法（附录一）。笔者认为，以"胯骨错缝症""骶髂关节错缝症"为中医病名，以"骶髂关节损伤"为西医病名比较恰当。

骶髂关节错缝症的形成，是基于骶髂关节面为耳状面的特征的。骶骨以凹面紧密嵌入髂骨的凸面，起到了支撑人体躯干载荷并将其传导至下肢的作用。怀孕、分娩过程会促使骶髂关节被迫"撑开"，当胎儿娩出或行剖宫产后，盆腔瞬间减压，骶骨的凹面与髂骨的凸面对合不佳，或耻骨联合韧带撕裂损伤（甚至分离），可导致骶髂关节的"自锁现象"失衡紊乱，形成骶髂关节错缝（俗称"半脱位"）。骶髂关节错缝、耻骨联合分离可导致骶髂关节失衡，其关节面因摩擦而使骶髂关节密度增高，这通过影像学检查可以得到证实。

三、关于产后骶髂关节错缝症的症状与体征

民间有一种说法：女人命苦啊！生了一个娃，落下一辈子的腰痛。另一种说法是再生一个娃腰痛就会好的。可见，女性腰痛与怀孕、分娩有密切关系，临床上腰痛患者也以产后女性居多。追溯病史发现，多数女性怀孕 5～6 个月时即可出现腰骶酸痛，常常以为是孕期肚子增大的缘故，但分娩后仍不能缓解。分析其原因，在女性怀孕 5～6 个月时，随着胎儿发育长大，盆腔内压越来越大，原有盆腔已经"容纳"不下胎儿，即向两侧"扩张"，迫使骶髂关节撑开，向腹腔"扩张"形成典型的孕肚。胎儿娩出（无论是自然分娩，还是剖宫产）时，盆腔瞬间减压，导致骶髂关节凹、凸面错缝，这是引起产后女性腰痛的直接、主要原因；胎儿过大、难产、产程过长等，可导致耻骨联合韧带撕裂损伤，甚至断裂，这也是引起产后女性腰痛不可忽视的原因之一。当然，骶髂关节错缝的发生，也与臀部着地摔跤有关，但男女发病概率是均衡的，不存在可比性。本团队积累的 500 余例临床资料显示，女性腰痛患者中由分娩引起的占 65% 以上（当然，尾椎陈旧性损伤、脱位也是产后女性腰痛的主要原因，这部分内容将在下篇中论述）。因此，笔者认为，关爱女性，应从关爱产后女性做起。

部分患者诉及便秘、便稀或交替出现，月经紊乱、痛经、闭经，以及漏尿等症状，这些症状是否与骶髂关节错缝有关？相关案例中没有全面收集这类症状表现，没有纳入观察指标进行跟踪，有待改进。对于主诉中有便秘的患者，如产后骶髂关节错缝症医案中的第一、第十、第十一及第十二案，在影像学资料中均得到证实，骨盆正位片可见粪团积聚，治疗后便秘症状消失。本应在治疗后再摄片进行前后对照，但患者均以哺乳为由不予配合，以致治疗前后对照资料缺失，这是一大遗憾。

部分产后女性发现生了孩子以后体形变化很大，臀围增大，原先的裤子都穿不上了，苗条的体形已成奢望。为什么会出现这种现象？除坐月子营养"过剩"以外，还与骨盆复原有关。妊娠后期随着胎儿的发育长大，骨盆已不适应胎儿发育的需要，因而胎儿会将两侧骶髂关节撑开，胎儿越大撑开得越厉害。而当胎儿娩出时，无论是自然分娩，还是产钳分娩、剖宫产，盆腔瞬间减压，骶髂关节

四、凸面吻合不佳是导致臀围难以复原的主要原因。此外，耻骨联合韧带撕裂、断裂造成的耻骨联合分离及髋部增宽也是造成臀围增大的原因。可见，骨盆复原不良的主要原因是骶髂关节吻合欠佳引起的骶髂关节错缝。

仔细观察骶髂关节错缝症患者的临床症状与体征，是明确诊断的主要依据之一。首先，观察患者步态。撅臀摇摆行走是骶髂关节错缝症患者的典型步态。右足着地、左足抬起时，应该是左侧髂骨翼高于右侧，而从图 4-1 中可以看出患者的左侧髂骨翼反而低于右侧，表明其存在左侧骶髂关节错缝，导致摇摆步态出现。摇摆步态跛行常见于长短腿患者，从图 4-2 中可见患者右下肢较左侧长约 1cm。其次，观察患者体态。躯干挺直僵硬行走步态常见于腰椎生理曲度消失的患者；身体侧弯行走，称为回避性行走，提示该侧或对侧疼痛存在；双腿外"八"字形步态，常提示伴有耻骨联合分离；单腿内"八"字形步态，提示该侧髋关节内翻，影像学可显示该侧髂骨翼变小；单腿外"八"字形步态，提示该侧髋关节外翻，影像学检查可显示该侧髂骨翼变大。

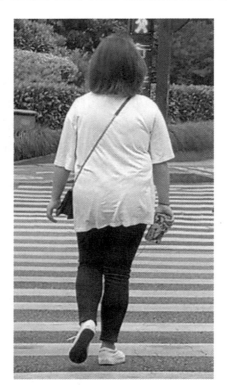

图 4-1 摇摆跛行步态

● 附：长短腿行走视频

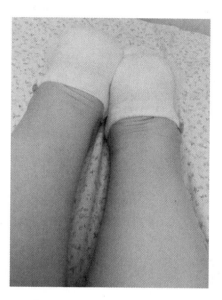

图 4-2　长短腿，右下肢较左下肢长约 1cm

四、关于产后骶髂关节错缝的检查

骶髂关节错缝的检查主要包括体格检查和影像学检查。

1. 体格检查

体格检查应循序进行，检查内容主要包括脊柱是否侧弯，腰椎生理曲度是否消失或反弓；两侧髂骨翼是否等高，髂后上棘是否隆起或凹陷，腰骶角是否有压痛；两侧臀部大小是否对称，是否有肌肉萎缩；骶髂关节、臀部、腹股沟、耻骨联合是否有压痛；双下肢是否等长，应进行仰卧位、俯卧位检查比较，以鉴别真性或假性长短腿；双侧跟臀试验、直腿抬高试验、"4"字试验、床边试验、骶髂关节旋转试验阳性则提示骶髂关节病变存在；跗趾背伸、跖屈试验阳性者应考虑存在腰椎间盘突出。结合体格检查结果与影像学检查结果，分析骶髂关节错缝的部位、原因、性质、程度，对于制定个性化治疗方案有重要的参考价值。

2. 影像学检查

影像学检查是骶髂关节错缝症最客观的诊断依据，主要包括骨盆正位和侧位摄片，必要时增摄左、右斜位片，有脊柱侧弯的患者要增摄腰椎正侧位片。阅骨盆正位片时主要观察骨盆形态是否正常，两侧髂骨翼是否等高，若髂骨翼高低不对称，则提示骨盆倾斜；若一侧髂骨翼变小，则提示该侧髋内翻；若一侧髂骨翼正常，对侧翼增大，则提示该侧髋外翻。此外，还要关注两侧骶髂关节间隙是否对称，骨密度是否增高，骨密度是呈线条状增高还是团块状增高。一般情况下，骨密度呈线条状增高，提示该侧骶髂关节错缝可能性大，而团块状增高则提示局部错缝。此外，还要注意观察髂耻线是否延长或缩短，髂耻线连接骶骨中线和耻骨联合，髂耻线延长提示耻骨联合向对侧偏移，髂耻线缩短提示耻骨联合向同侧偏移。耻骨联合间隙正常值为 4 ～ 5mm，妊娠分娩时可增宽约 3mm，产后女性以 ≤ 10mm 为正常。耻骨联合分离是耻骨联合韧带撕裂、断裂的诊断依据，分为单侧分离、双侧分离、上下错位 3 种类型。耻骨联合分离与髂耻线延长或缩短关系密切，耻骨联合上下错位则与髂骨翼高低有一定相关性（图 4-3）。

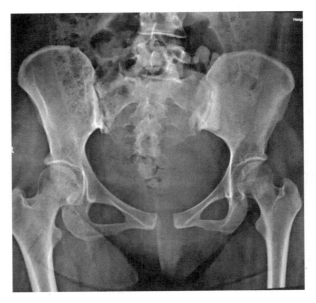

图 4-3　右侧骶髂关节间隙增宽、髂骨翼变小，两侧骶髂关节下关节面密度
增高，左侧尤为明显，耻骨联合向左偏移，左侧髂耻线缩短

五、关于蛙式四步扳法治疗

在既往的《推拿学》教材中未见"产后骶髂关节错缝症"这个病名，相关

内容通常与骶髂关节损伤一并论述，分为骶髂关节向前错位和骶髂关节向后错位两种类型。临床上主要根据向前错位或向后错位，分别采用向前错位调整法和向后错位调整法，或者改良斜扳法治疗（附录一）。本团队在产后骶髂关节错缝 "0 号"案的诊治过程中得到启发，对产后骶髂关节错缝症的病因、病机、诊断、治疗有了新的认识，形成了规范的治疗产后骶髂关节错缝症的蛙式四步扳法技术（普通高等教育 "十一五"国家级规划教材《推拿学》，范炳华主编）。

骶髂关节错缝症好发于产后女性，临床案例统计显示产后女性占 65% 以上，提示该病与孕产关系密切，故又称 "产后骶髂关节错缝症"（但并不局限于女性）。骶髂关节在解剖上属于滑膜关节，以骶面凹面与髂面凸面构成。孕产过程可导致骶髂关节错缝，胎儿过大、难产、产程过长可使出现骶髂关节错缝的概率明显增加。影像学表现可见骶髂关节密度增高，耻骨联合分离、偏离中线、两侧髂骨翼、闭孔不对称，骶耻线延长或缩短，等等。本团队认为导致本病的根本原因在于骶髂关节吻合不佳，出现 "交锁"状态。

蛙式四步扳法是治疗产后骶髂关节错缝症的技术，是基于骶髂关节的解剖特点，通过分析女性孕产过程而设计的针对性推拿治疗技术。该治疗方法分为自体牵引法、屈髋屈膝扳法、蛙式外展扳法及外展后伸扳法四个操作步骤，其基本作用原理分述如下。

1. 自体牵引法

患者取俯卧位，患侧下肢悬于床沿外，自然下垂，在患侧髂前部垫一个枕头，一是避免髂前部受压引起不适，二是利用杠杆原理，加大患侧骶髂关节的牵引力，促使骶髂关节自然放松，有利于整复。牵引时间一般为 15 分钟，以期松解骶髂关节韧带及放松臀部肌肉，促使骶髂关节背侧面间隙增宽。通过自体牵引法，可促使骶髂关节背侧面松解，有利于骶髂关节背侧面的自行吻合。

2. 屈髋屈膝扳法

在患者保持俯卧位的基础上，术者一手按压患者患侧骶髂关节，另一手托住膝关节，进行屈髋屈膝扳法操作。操作时，要求骶髂关节要按实，做屈髋屈膝运动时应因势利导，顺势操作。屈髋动作要到位，促使髂骨的上关节面向背侧松动，下关节面向腹侧松动，一屈一伸重复操作 3 次。通过屈髋屈膝扳法操作，可促使骶髂关节的髂骨上关节面向背侧、下关节面向腹侧运动，有利于骶髂关节上关节面的自行吻合。

3. 蛙式外展扳法

在屈髋屈膝扳法的基础上，转为蛙式外展扳法。操作时，按压骶髂关节的手不动，托住膝关节的手由屈髋屈膝扳法姿势，转为向外的蛙式外展扳法操作。

操作时要求骶髂关节要按实,托住膝关节向背侧扳动,促使骶髂关节腹侧面间隙增宽,一扳一松重复操作 3 次。通过蛙式外展扳法操作,可促使骶髂关节的腹侧面松解,有利于骶髂关节腹侧面的自行吻合。

4. 外展后伸扳法

在蛙式外展扳法的基础上,转为外展后伸扳法。操作时,按压骶髂关节的手不动,托住膝关节的手由蛙式外展扳法姿势,转为后伸扳法操作。操作时,要求骶髂关节要按实,托住膝关节向背侧后伸扳动,促使髂骨的上关节面向腹侧松动,下关节面向背侧松动,一扳一松重复操作 3 次。通过外展后伸扳法,可促使骶髂关节的髂骨上关节面向腹侧、下关节面向背侧运动,有利于骶髂关节下关节面的自行吻合。

上述后 3 步操作重复 3 遍。

蛙式四步扳法治疗骶髂关节错缝症的针对性强,操作简便,作用机制明确,具有易学、易会、易掌握的优点。本篇案例中,产后骶髂关节错缝症医案中的第二、第四、第五、第十、第十二、第十三案,以及外伤性骶髂关节错缝症医案中的案例一这七个案例均为一次性治愈,跟踪随访无一例复发,充分显示了蛙式四步扳法治疗产后骶髂关节错缝症疗效的确切性。当然,在采用蛙式四步扳法的同时,针对兼有的其他症状,或非骶髂关节错缝原因所致的其他症状,进行有针对性的辅助治疗以缓解症状、减轻患者痛苦也是必需的。

六、关于产后骶髂关节错缝的康复与防护

产后骶髂关节错缝的康复是一个重大的课题,产后骶髂关节错缝的最佳康复期在产后 1 个月内,而产后一周内是关键期。由于胎儿娩出后盆腔瞬间减压,骶髂关节处于松弛状态,因此这时是纠正骶髂关节错缝及耻骨联合分离的窗口期。针对骶髂关节错缝及耻骨联合分离患者,产科医院也建议产妇使用骨盆带以促进骨盆康复,但在指导产妇正确佩戴骨盆带的方面存在欠缺。本团队对患者在使用骨盆带时存在的问题进行调查,发现主要问题如下:一是医生没有告知要使用骨盆带;二是出院时医生让患者自行购买骨盆带进行康复,但患者不知道怎样使用才是正确的,缺乏正确的指导;三是多数产妇将骨盆带当作腰带使用,没有以股骨大转子为中心佩戴,对骨盆起不到"约束"的作用;四是骨盆带紧缩度不够,起不到对骨盆的康复作用,以致错过最佳康复期。本团队自治疗 1993 年"0 号"案至今,对产后骶髂关节错缝患者进行持续观察 27 年,认为临床应该对产妇的康复引起高度重视,有必要制定一套规范、有效的自我

康复措施。对此，本团队建议如下。

1. 强化产后康复指导

建议产科医院、综合性医院的产科及妇科开设产后骨盆康复宣教课程，正确指导产后康复。

2. 产妇全员佩戴骨盆带

无论是初产妇还是经产妇，无论是自然分娩产妇还是剖宫产产妇，都建议分娩后佩戴骨盆带进行自我康复。

3. 对正确使用骨盆康复带进行科学指导

医院应当对骨盆带佩戴的部位、松紧度，以及每天佩戴与放松的时间予以正确指导。

4. 对于产后骶髂关节错缝技术早期介入

产妇分娩后，骶髂关节难免出现吻合不佳现象，而此时的骶髂关节正处于"松弛"状态，不宜错失最佳的康复期。

5. 正确指导耻骨联合分离患者居家自我矫正

基于耻骨联合分离案例中患者居家自我矫正的有效性，建议对耻骨联合分离产妇予以居家自我矫正的正确指导。

（1）耻骨联合单侧分离者：采用正常侧卧位，分离侧朝上，在股骨大转子处用米袋加压矫正，加压重量从 3kg 开始，根据产妇的承受度，适当增减加压重量。定期复查骨盆平片，观察矫正效果，避免矫枉过正或不及。

（2）耻骨联合双侧分离者：采用双侧轮流卧位，在股骨大转子处用米袋加压矫正，加压重量从 3kg 开始，根据产妇的承受度，适当增减加压重量。定期复查骨盆平片，观察矫正效果，避免矫枉过正或不及。

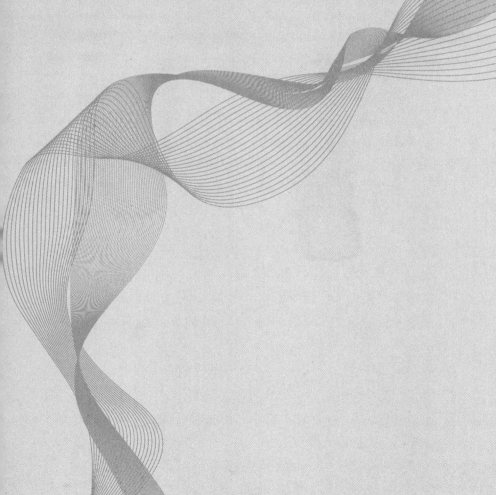

下 篇

骶尾椎损伤（脱位）推拿医案

第五章 概述

中医古代医著曾将骶椎和尾椎合称为尻骨。《医宗金鉴·正骨心法要旨》载：尾骶骨，即尻骨也。其形上宽下窄，上承腰脊诸骨，两旁各有四孔，名曰八髎，其末节名曰尾闾，一名骶端，一名橛骨，一名穷骨，俗名尾椿。在现代解剖学中，骶椎和尾椎两个解剖结构。尾骨痛（coccydynia）的名称于1859年首次出现在西医学文献中。

临床上，尾骶痛多由外伤、女性孕产引起，导致骶骨下部、尾骨部及其相邻肌肉或其他软组织出现急、慢性疼痛，中医学归属于"伤筋"范畴，其主要病理机制是由外伤造成局部气滞血瘀，脉络不通，瘀血阻滞引起肿胀，气滞不通则痛，故治疗以活血化瘀、消肿通络、行气止痛为法。

一、骶尾椎的解剖

尾椎是在人类进化过程中逐步退化的器官之一，成人尾骨分为4节，由4个发育不全的尾椎构成，没有椎弓根、椎板和关节突，上与骶骨相连，骶正中嵴的下端缺损处为骶管的下口，称为骶管裂孔，骶神经的前支及后支分别从骶前孔和骶后孔穿出。骶丛由腰骶干、骶神经与尾神经的前支组成，骶丛神经可分为长神经与短神经两个部分，短神经主要有梨状肌、闭孔内肌、股方肌、提肛肌和尾骨肌的肌支，长神经主要有股后皮神经和坐骨神经。骶尾关节部有若干韧带附着于尾骨尖端的前方，提肛肌附着于尾骨尖端的后方，骶尾韧带环绕骶尾关节，骶尾前韧带及直肠的一部分附着于尾骨前面。尾骨后方有一排结节，为发育不全的关节突。尾骨的边缘较窄，两侧有骶结节韧带及骶棘韧带附着。尾骨肌位于提肛肌后方（含三角形腱性肌纤维），其顶部起于坐骨棘及骶棘韧带，其底部附着于尾骨边缘及骶骨下部的边缘，由 $S_4 \sim S_5$ 神经分支支配。耻骨尾骨肌位于提肛肌之中部，起自耻骨的内面与盆膈的腱弓，向后内行止于上两个骶骨及尾骨上部，该肌对盆腔内的器官起固定作用。髂骨尾骨肌在尾骨前方交叉，形成肛门尾骨肌，构成部分盆底与盆壁，在妊娠期间及对直肠末端有支托作用。坐骨尾骨肌构成盆膈后部，在妊娠期间亦有一定支托作用。

从生物力学角度分析，骶尾部的骶曲为人体脊柱四个生理弯曲之一，骶曲如一弓，弓背朝背侧，弓弦朝腹侧，由于尾骨有一个自由端，整个结构似悬臂梁，附着于尾骨部的肌肉较多。单纯的软组织或骨组织损伤，均可造成尾骨周围充血、水肿，压迫或刺激神经末梢，反射性地使附着在尾骨周围的提肛肌、尾骨肌痉挛收缩，沿人体脊柱冠状轴产生转动力矩，使骶骨部长期处于向前屈曲的紧张状态，并使关节囊及韧带劳损，久之可发生尾椎滑脱，即尾椎脱位，中医学称之为骨错缝。

尾骨作为人体的退化器官，个体差异较大。格兰特在《解剖学方法》中描述骶骨由 5 块骶椎融合在一起形成，尾骨包括 3 ～ 5 个尾椎。张朝佑在解剖过程中发现，尾椎有时有 5 个，也可出现 3 个，或是全部缺如。张浩、付江涛等通过调查大量无骶尾部损伤史的骶尾椎损伤（脱位）患者的 X 线片结果，发现这些患者的骶尾骨都向前均匀弯曲，但变异性较大。根据骶尾骨在 X 线侧位片上的不同弯曲形态，可将骶尾椎损伤（脱位）分为均匀弯曲型、骶骨成角型、尾骨成角型和尾椎脱位型 4 种类型。

如果从力学结构组成角度来看，人体有 3 个倒三角，即头 - 颈部三角，胸腹 - 腰骶三角，骨盆 - 下肢三角，其中中间的腰骶部承受的剪切力最大。骶骨又是整个脊柱活动的基石，生物力学的分力都集中在腰骶关节上，腰骶部承受的压力最大，而女性尾骨较男性向后凸起得更明显，两侧坐骨结节间距较宽，加上尾骨呈游离状态，两侧无骨性组织支撑，故更易在撞击中受损。当臀部遭受直接暴力撞击时，尾椎远端首当其冲，沿尾骨向上的传导力及腰骶部承受的沿躯干向下的重力形成转动力矩，将尾骨远端拉向腹侧，故临床尾椎骨折、脱位以屈曲型为多见。

二、骶尾椎陈旧性损伤（脱位）的病因分析

骶尾椎陈旧性损伤（脱位）是指因意外跌倒臀部着地撞击损伤，或因胎儿过大、自然分娩挤压尾椎向后等，直接导致尾椎骨折、脱位，或以骶尾部软组织损伤疼痛为主要表现的疾病。尾椎作为脊柱最下端的组织结构，其空间移位对整个脊柱的生理曲度将产生影响。脊柱解剖位置改变，或脊柱力学失衡可导致肌肉力量失衡，或骨关节不同程度的位移，压迫刺激周围的血管、神经，从而使身体出现一系列相应的症状、体征。

《黄帝内经》中对于骶尾椎损伤、脱位所致的腰痛，有"腰尻痛""尻骨痛""腰脽痛"等论述。娄多峰提出的"骶痹"也与本病类似。《中医风湿病学》

中将骶痹的病机归为经络瘀阻，筋骨失养。

骶尾椎陈旧性损伤（脱位）的病因，大体上可分为三类：其一，由直接暴力所致，多见于跌倒臀部着地，造成骶尾部韧带损伤或肌肉牵拉伤，导致骶尾椎损伤（脱位）；其二，由于慢性积累性应力作用，或受多次轻微外伤，如在电脑前久坐、骑车（包括摩托车、自行车等）过坎、长期便秘等，导致骶尾椎的生物力学效应发生改变，这种改变由周围的韧带、筋膜等组织进行代偿，一旦代偿失常，就会牵涉尾骨附近的骶神经和尾神经，产生分布区域对应的症状和体征；其三，妇女怀孕后期及分娩时，由于骨盆狭窄或胎儿过大向后挤压尾椎，损伤了骶尾椎周围的软组织而出现炎症反应，牵拉骶尾椎，长此以往使得经络气血瘀滞，导致骶尾椎脱位，从而引起下腰痛。本病好发于女性，因为与男性相比，女性的骶骨较宽而偏短，呈圆筒状，同时向前倾斜的弧度小，因此尾椎形态就会比较突出且后移，又因为坐骨间距较大，对骶尾骨的保护作用较差，摔倒时，直接暴力会作用于骶尾椎部位，此时附着于骶尾椎处的提肛肌及尾骨肌会产生剧烈收缩，从而导致骶尾椎的脱位，且多为向前脱位。

丛者伟提出，有关人体骶椎和尾椎联合位置错移所致的下腰痛文献颇少。李强等认为，尾椎损伤（包括尾椎骨折、脱位及半脱位）是骨伤科临床常见病、多发病，尤其是女性，罹患此病者甚多。长期以来，部分临床医师缺乏对此症的认识，缺少行之有效的治疗方法，国内外论及尾椎紊乱的文献资料更不多见。王胜利认为中年经产妇女由于分娩的缘故，盆腔内的尾骨肌受到不同程度的损伤，这是引起尾骨半脱位的主要原因，加上长期处于坐位形成累积性损伤，或者急性损伤迁延日久，以致筋脉不和，肌肉等软组织发生痉挛，可引起尾骨半脱位。由于尾骨半脱位，骶尾椎的负重力线发生改变，会牵拉或刺激附近的骶神经及尾神经，出现神经分布区对应的症状和体征。

三、骶尾椎陈旧性损伤（脱位）的表现与诊断

（一）症状与体征

1. 大多数患者有骶尾部急、慢性损伤史和反复发作史，其中女性患者多有孕产史。

2. 下腰段广泛轻压痛，同时尾椎有明显的压痛，这是尾椎半脱位的一个重要的体征。

3. 弯腰困难，大多数患者弯腰时会出现下腰部酸痛，甚至会出现无法弯腰

的情况。

4. 部分患者可出现腹部及肛门坠胀感。

（二）影像学表现

骶尾椎正侧位 X 线摄片显示尾椎畸形愈合，原本平滑的生理曲线呈角状或凹陷，以末端最为明显。

（三）诊断标准

本病根据 1994 年由国家中医药管理局发布的中华人民共和国中医药行业标准《中医病证诊断疗效标准》（ZY/T001.1 ～ 001.9—94）进行诊断。

1. 诊断依据

（1）有外伤史，多为尾椎受到直接暴力，如滑倒臀部着地所致。

（2）女性伤员较为多见。

（3）骶尾部肿胀、疼痛、压痛，可触及异常活动。

（4）X 线摄片检查可明确诊断。

2. 证候分类

（1）单纯尾椎骨折：骶尾部肿胀、疼痛、坐位及行走困难，X 线检查可见尾椎骨折线。

（2）尾椎骨折合并脱位：骶尾部肿胀、疼痛，坐位及行走困难，肛门指检可触及脱位之骨块，X 线侧位摄片可显示尾骨脱位。

3. 疗效评定

（1）治愈：骨折愈合，脱位已复位，局部无疼痛，无压痛。

（2）好转：骨折愈合，脱位基本复位，局部疼痛减轻。

（3）未愈：脱位未复位，骨折未愈合，局部症状无改善。

四、骶尾椎陈旧性损伤（脱位）的治疗

目前关于骶尾椎陈旧性损伤（脱位）治疗的文献报道甚少，对于需不需要治疗及如何治疗，目前临床上存在两种观点：一种观点认为尾椎是人类进化过程中遗留的器官，对人们的劳动、工作、生活不起作用，无须过度治疗，若疼痛明显难以承受时可行手术切除；另一种观点认为尾椎位居盆腔，其脱位持续存在及产生的炎性反应，会对盆腔内器官（如直肠、膀胱、前列腺、子宫、卵巢等）及通过的神经等产生影响，从而出现相应症状，对女性的影响尤其明显。

《杂病广要》指出：臀尖尽处，又有所谓尻骨痛，有痰、血虚、死血不同，尻尾乃足少阴肾经所过之处，兼属厥阴。中医学对尻部与肾的生理关联，痰、血虚、死血等与尻痛的关系早有阐述，临床每见尾椎紊乱，病者多系中年以上的经产妇女，可能与产后血虚、血瘀，以及感受风寒湿等内、外因素有关，应引起临床关注。

对于尾椎陈旧性损伤（脱位），目前中医临床常用肛内复位法。患者站立于治疗床的一端，上半身俯卧于治疗床上，暴露臀部。术者操作手（多为右手）戴上医用橡胶手套，用医用石蜡棉球在食指及患者的肛门部涂抹均匀，起到润滑作用，另一手（多为左手）拇指和食指稍用力分开患者的臀肌，使患者肛门暴露，操作手食指缓慢插入患者肛门内，探寻尾椎损伤（脱位）的节段，患者常有程度不一的触痛感。术者用左手拇指稍用力向下按压骶尾椎疼痛部位，右手食指在肛内疼痛部位进行按揉，以患者能忍受为度。对有尾椎脱位、移位的患者，术者用肛内指钩住脱位、移位椎体的下一节向下牵拉，肛外指配合下压数次，然后向上顶推 3～5 次，以纠正尾椎脱位、移位。纠正成功时术者指下常有尾椎回弹感，同时部分患者可有尾椎移动感，治疗后患者即刻感到腰骶疼痛减轻，其他不适症状也明显减轻，甚至消失。检索相关文献显示，李强、王胜利、冉德洲、赵国东均采用肛内复位法，丛者伟采用肛内复位法和肛外复位法两种治法，袁学方、王明轩、朱守应、罗杰等主张用中医外治手法治疗，采用推、揉、点按等手法，取腰俞、上髎、中髎、下髎、中膂等穴进行适当推拿，以疏通其经脉，减轻疼痛。

在骶尾椎陈旧性损伤（脱位）的临床疗效方面，李强等将下腰部酸胀、疼痛，弯腰困难，自主神经刺激症状，骶尾部压痛，尾椎侧位 X 线片这 5 项症状、体征、检查结果的改善程度，作为主要疗效评定标准。骨折、脱位接近解剖学复位，症状消失，半年不复发者为优；症状明显消失，骶尾生理曲度基本恢复者为良；症状、X 线片改善者为可；症状和 X 线片都无改变者为差。治疗后疗效为优的有 48 例（61.54%），良 15 例（19.23%），可 14 例（17.95%），差 1 例（1.28%）。李修强等报道的 17 例患者，全部手法复位成功，术后当即开始下地活动，12 例起坐时尾部疼痛消失，5 例患者显著好转，治愈率达 70.59%，术后随访 6 个月至 2 年不等。冉德洲等报道了 148 例患者，根据痊愈、显效、有效、无效四级评价标准，全部症状消失，行走和坐卧无异常的为痊愈；大部分症状消失，唯坐、抬腿跨越时有轻度不适感的为显效；症状部分消失，局部仍轻度疼痛不适，平时有坠胀感的为有效；症状无改善的为无效。结果显示，痊愈 103 例（69.59%），显效 28 例（18.92%），有效 14 例（9.46%），无效

3 例（2.03%），总有效率 97.97%。在赵国东的报道中，疗效评分标准参照《中医病证诊断疗效标准》拟定。尾骨痛症状完全消失，压痛不明显、不影响正常坐位等日常姿势的为治愈；尾骨痛症状缓解，压痛减轻、取坐位时轻度疼痛或久坐疼痛的为好转；尾骨部疼痛、压痛无明显变化的为未愈，据此对治疗结果进行控制、好转、无效三级评价。作者采用手法治疗与外用药物治疗两组疗效对照比较研究的方法，每组 50 例。结果显示，手法治疗组 50 例中，控制 24 例（48%），好转 23 例（46%），无效 3 例（6%）；对照组 50 例中，控制 16 例（32%），好转 19 例（38%），无效 15 例（30%）。丛者伟报道的 50 例尾椎脱位患者中，经一次手法复位成功者 41 例，失败 9 例。经手法复位成功的 41 例中，下腰部疼痛当即消失，腰部活动自如者 14 例；下腰部疼痛基本消失，腰功能活动正常，但遗留腰部隐隐酸困者 35 例；复位失败的 9 例，经 2～4 次整复及下腰部局部推拿，2 周内症状均消失。

手法治疗注意事项：①手指用力不可过于粗暴；②给患有痔疮、肛裂、肛周炎等肛肠疾病的患者施术时应格外小心；③应提前向女性患者解释清楚施术部位及方法，操作时应有第三人在场，以免引起不必要的医疗纠纷。

五、体会

从西医学角度来看，虽然处于站立位及坐位时，骶尾椎均不是主要负重结构，但是骶尾椎的损伤（脱位）常常不能引起患者的足够重视，从而延误治疗，留下骶尾部位疼痛，甚至是下腰部疼痛等较为严重的后遗症。从中医学角度分析，骶尾椎位于人体脊柱的最下端，其尾骨端为长强穴。《灵枢·经脉》曰"督脉之别，名曰长强，夹脊上项"，"长"是长大、旺盛的意思，"强"是强壮、充实的意思。长强穴是督脉之络穴，也是督脉、足少阳经、足少阴经的交会穴。当骶尾椎受损时，督脉之经气闭塞不通，"不通则痛"，症见下腰痛、少腹胀满、弯腰受限等。肛指复位法在复位脱位的骶尾椎的同时，对脱位部位进行了一定的按揉刺激，相当于在长强穴附近进行按揉，因此可以起到疏通督脉郁闭之经气的效果，同时调节督脉与肾经等相关经脉间的平衡，从而使得腰骶痛等症状得到迅速缓解，取得立竿见影的效果。

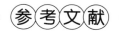

［1］李经纬，余瀛鳌，蔡景峰，等.中医大辞典：第2版［M］.北京：人民卫生出版社，2004：539-946.

［2］高忻洙，胡玲.中国针灸学词典［M］.南京：江苏科学技术出版社，2010：215-400.

［3］李瑛.尾椎骨错缝的成因、诊断、疗效观察及误诊原因分析［J］.中国中医骨伤科杂志，2005（1）：47-48.

［4］赵国东.手法治疗骶尾痛症的临床观察［J］.中国实验方剂学杂志，2010，16（7）：232.

［5］李强，王惠，艾兢平，等.尾椎损伤证治探讨［J］.中国中医骨伤科杂志，1990，6（1）：23-25，12.

［6］J.C.B.格兰特.解剖学方法［M］.北京：科学出版社，1966：268-269.

［7］张朝佑.人体解剖学：第2版［M］.北京：人民卫生出版社，1998：39-45.

［8］张浩，李刚，鲁艺.骶尾骨正常变异的影像学分析［J］.中国矫形外科杂志，2004，12（18）：39-40.

［9］付江涛，孟向超，李引刚，等.骶尾骨变异的侧位X线分析［J］.中国中医骨伤科杂志，2007，15（3）：40-41.

［10］柳小林，刘世杰.外伤性尾骨痛及其正骨手法治疗机制的研究［J］.空军总医院学报，1999（1）：51-52.

［11］范宏元，向开维，孙珺，等."筋骨并重"在手法治疗脊柱相关性疾病中的意义［J］.长春中医药大学学报，2012，28（4）：740-741.

［12］王颂歌，李满意，娄玉钤.骶痹的源流及相关历史文献复习［J］.风湿病与关节炎，2016，5（8）：58-61.

［13］娄玉钤.中医风湿病学［M］.北京：人民卫生出版社，2010：210-216.

［14］郭世绂.临床骨科解剖学［M］.天津：天津科学技术出版社，1998：294.

［15］张安桢，武春发.中医骨伤科学［M］.北京：人民卫生出版社，1988：61.

［16］丛者伟.伤科手法治疗骶尾椎联合部错移所致下腰痛50例［J］.山西中医，1990（4）：22-23.

［17］王胜利.尾椎半脱位所致下腰痛的诊断与治疗［J］.江西中医药，1985（6）：38-39.

[18] 冉德洲，谭淑琴.骶尾部损伤治疗方法之我见［J］.成都体育学院学报，1994（4）：83-86，94.

[19] 袁学方，王明轩，高振乾.手法治疗挫伤性尾椎脱位11例［J］.实用中医药杂志，1995，11（6）：21.

[20] 朱守应.推拿为主治疗骶尾部疼痛的体会［J］.按摩与导引，2007，23（9）：38-39.

[21] 罗杰，于栋，赵国东.手法治疗外伤性尾骨痛89例［J］.中国骨伤，2007，20（1）：58.

[22] 李修强.手法复位治疗尾骨骨折17例［J］.中医外治杂志，2013，22（1）：54.

一、少年骶尾椎损伤（脱位）医案

（一）11 岁尾椎急性损伤（脱位）案

患者男性，11 岁，小学四年级学生。初诊时间：2021 年 1 月。患者痛苦貌，不敢坐硬板凳，行走时呈鸭步。

主诉：臀部着地摔跤后骶尾部疼痛 10 天。

现病史：患者 10 天前上体育课时不慎摔跤，臀部着地，当时臀部剧烈疼痛，在同学帮助下勉强站起来，但双腿迈不开步，不能行走，在同学搀扶下到场外休息。10 天来患者不敢端坐，不能仰卧位睡觉，喜侧卧位蜷曲，腹胀明显，大便不成形，因参加期末考试未立即就诊，考试结束后到附近医院就诊，经 X 线检查后诊断为"尾椎损伤伴脱位"，经介绍来本院就诊。

专科检查：患者弓背，由其父亲搀扶行走，步态呈内"八"字形。脊柱居中，腰部前屈 60°，后伸 10°，左、右旋转 15°，左、右侧屈 15°。椎旁压痛不明显，双侧直腿抬高试验（+），"4"字试验、跟臀试验（-），双侧蹬趾背伸、跖屈试验（-），尾骨压痛（+++）。

辅助检查：阅自带外院 X 线片，正位片显示骨盆形态正常，盆腔内肠胀气明显（图 6-1）；侧位片显示骶椎形态正常，骶椎（$S_1 \sim S_5$）排序规则，Co_1（"Co"为尾椎英文缩写，下同）存在，Co_2 以下未见显影，提示尾椎损伤伴全脱位，呈游离状态，盆腔内见肠胀气影（图 6-2）。

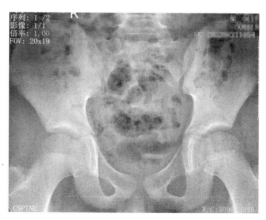

图 6-1 骨盆形态正常，盆腔内肠胀明显

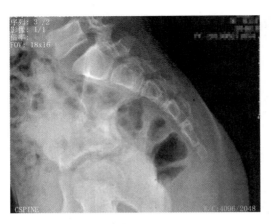

图 6-2　$S_1 \sim S_5$ 排序规则，Co_1 存在，Co_2 以下未见显影

诊断：尾椎急性损伤（全脱位型）。

推拿治法：采用肛指六步法治疗（一探二揉三纠偏，四按五理六上推）。

术前准备：患者站立于治疗床的一端，术者在其髂前部放置一个垫枕。患者身体前俯，双手前伸俯卧在诊疗床上，切勿用双肘支撑，以免发生意外。进行复位操作时，应有 1 名医护人员在场做助手。操作前，术者戴上一次性医用手套，在操作的食指上先用石蜡棉球涂匀，再在患者肛门部用石蜡棉球涂匀，起到润滑作用。在患者的臀部铺上一次性纸质洞巾，用胶带固定，以保护患者隐私部位，避免引起不必要的医疗纠纷。

一探：术者一手按于患者骶部，另一手用涂有石蜡油的食指缓缓插入肛门，结合影像检查提示，用指端探摸损伤部位（疼痛部位），以明确手法操作部位。

二揉：在第一步基础上，在疼痛部位用手指罗纹面按揉，手法宜轻柔，有多节段损伤（脱位）的应上下移动按揉，一般按揉 8×8 拍，起到活血散瘀、舒筋通络的作用。

三纠偏：在第二步的基础上，根据影像检查显示有尾椎侧偏位移的，或食指感触尾椎有偏歪的，用肛内指顶住偏歪的尾椎，另一手的拇指做侧向推动，起到纠正偏移、缓解刺激的作用。

四按：在第三步的基础上，根据影像检查显示尾椎向背侧移位，或多节段损伤（脱位）排列不规则的，用肛内指向下拉，使脱位间隙松动，同时用另一手拇指向下按压，以纠正移位，一般按压 3 ～ 5 次，起到按捺复位、理顺筋骨的作用。

五理：在第四步的基础上，肛内指指面抵住损伤（脱位）节段，另一手拇指按于尾椎损伤（脱位）相应节段，两手同步向下按拉尾椎，一般按压 3 ～ 5 次，起到理筋通络、重塑尾椎形态的作用，对尾椎损伤（脱位）成 90° 者不必强求。

六上推：在第五步的基础上，肛内指指面抵住尾椎末端，另一手拇指指面抵住尾椎末端，同步向上顶推，一般顶推 3 ～ 5 次，以期缩小脱位尾椎间隙，理顺脱位尾椎与相邻韧带及筋腱。

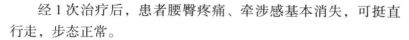

附：肛指六步法操作视频

微信扫描二维码
查看视频

治疗结束后，用医护专用擦手纸擦净肛门周围的油渍，在骶尾部按揉约 1 分钟，以缓解局部不适感。

经 1 次治疗后，患者腰臀疼痛、牵涉感基本消失，可挺直行走，步态正常。

医嘱：

（1）坐着时，须在硬板凳上加一个软垫，避免尾骨与凳面直接接触，且应保持坐姿端正，避免后倾使得凳面顶触尾骨。

（2）不宜做深蹲、高抬腿运动，不宜蛙泳，禁止做大跨步压腿动作。

（3）1 个月内避免进行剧烈运动（如登山、跑马拉松等）；禁止骑车，避免因震动、过坎等导致再损伤（脱位）。

（4）1 周后复诊。

二诊：患者步态正常，自诉骶尾部疼痛已消失，腹胀消失，大便成形，尾骨压痛（－），现腰部酸痛。予腰部常规推拿治疗 1 次，腰酸痛消失。随访 1 年无复发。

【按语】

该案例是迄今为止年龄最小的男性患者，自带 X 线影像片显示 Co_2 以下尾椎未见显影，可能为尾椎游离所致，诊断为尾椎急性损伤（全脱位型），是采用肛指六步法治疗 1 次即成功的案例。在此之前曾遇到一例邀请笔者会诊的病例，患儿是一位反复腰痛 3 年，上课时坐立不安的 10 岁女孩，曾在当地多家医院经 CT、MRI 检查 10 余次，检查结论均为腰椎间盘轻度膨出，经各种治疗后腰痛始终得不到缓解。查阅家长提供的所有影像学资料，发现一张 MRI 侧位片显示 Co_1/Co_2 间隙增宽，判断该患儿尾椎损伤（脱位），追溯患儿是否有臀部着地摔跤史，其奶奶回忆起在 5 岁时，患儿曾从儿童公园滑梯槽内滑出，当时屁股着地，痛得很厉害，请假 2 周未上学。后来，笔者将其介绍到本院骨伤科专家处就诊，复位一次成功。通过这一会诊案例，笔者开始关注骶尾椎损伤（脱位）与腰骶痛的相关性，对反复腰骶痛患者必查尾椎是否有压痛，必行骶尾椎正侧位摄片，结果发现约 90% 的患者存在骶尾椎损伤（脱位），且陈旧性损伤（脱位）居多。

自 2019 年 1 月起，本团队开设了骶尾椎损伤（脱位）门诊，最多一天门诊量为 60 余人次，截至 2020 年 11 月已积累 1000 余例案例资料，形成了规范的骶尾椎损伤（脱位）肛指六步法操作流程。

（二）13 岁骶尾椎损伤（脱位）伴腹胀、大便时干时稀案

患者女性，13 岁，小学六年级学生。初诊时间：2020 年 6 月。患者痛苦貌，沉默寡言。

主诉：反复腰骶痛，伴腹胀、大便时干时稀 3 年余。

现病史：患者反复腰骶痛 3 年多，时轻时重，平素腹胀，大便稀烂、秘结交替，腰痛发作时用麝香止痛膏、活血镇痛膏敷贴能缓解。最近因毕业班体育运动成绩测试运动量增大，腰骶痛加重前来门诊。

既往史：10 岁时有溜冰摔跤臀部着地史。

专科检查：脊柱居中，椎旁压痛不明显，双下肢等长，直腿抬高试验、"4"字试验、跟臀试验（－），双侧𧿹趾背伸、跖屈试验（－），尾椎压痛（＋＋）。

影像学检查：予以骶尾椎正侧位摄片，正位片显示腰椎右侧弯，盆腔内粪团积聚伴有肠胀气（图 6-3），侧位片显示骶椎形态正常，S_4/S_5 损伤痕（关节骨密度增高），S_5/Co_1、Co_1/Co_2、Co_2/Co_3 间隙增宽，可见粪团积聚，骶尾椎成角 $\geq 60°$（图 6-4）。

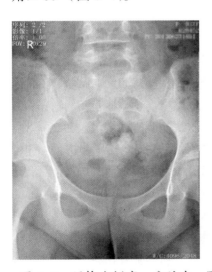
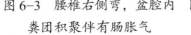
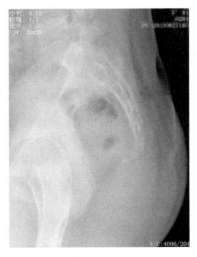

图 6-3　腰椎右侧弯，盆腔内　　图 6-4　S_4/S_5 损伤痕，S_5/Co_1、Co_1/Co_2、Co_2/Co_3
粪团积聚伴有肠胀气　　　　　　　间隙增宽，粪团积聚，骶尾椎成角 $\geq 60°$

诊断：骶尾椎陈旧性损伤（脱位）伴粪团积聚。

推拿治法：采用肛指六步法治疗（一探二揉三纠偏，四按五理六上推）。操作方法同第一案。

经 1 次复位治疗后，患者腰骶疼痛即刻消失。

医嘱：

（1）坐着时，须在硬板凳上加一个软垫，避免尾骨与凳面直接接触，且应保持坐姿端正，避免后倾使得凳面顶触尾骨。

（2）不宜做深蹲、高抬腿运动，不宜蛙泳，禁止做大跨步压腿动作。

（3）1 个月内避免进行剧烈运动（如登山、跑马拉松等）；禁止骑车，避免因震动、过坎等导致再损伤（脱位）。

（4）1 周后复诊。

1 周后，家长称因孩子毕业考试复习紧张，腰骶痛基本消失，暂不来复诊。随访半年，患者腰骶痛未复发，无腹胀，大便正常。

【按语】

该案例为笔者诊治的年龄最小的女性案例，患者腰骶痛反复发作，时轻时重就诊，平素经常性腹胀，大便稀烂、秘结交替，未正规就诊。本次因运动量增大，腰痛加重前来门诊。影像学检查结果中，正位片显示盆腔内粪团积聚伴有肠胀气，侧位片显示 S_4/S_5 损伤痕存在，S_5/Co_1、Co_1/Co_2、Co_2/Co_3 脱位，可见粪团积聚，尾椎成角 $\geq 60°$，与患者临床症状完全吻合。追溯患者病史，3 年前滑冰时有臀部着地摔跤史。依据患者腰骶痛 3 年余，3 年前有臀部着地摔跤史，影像检查显示尾椎损伤（脱位），尾椎端压痛（++），其他相关专科检查均为阴性，可基本明确其临床症状的出现与 3 年前摔跤有密切相关性。尾椎损伤（脱位）为什么会同时出现腹胀、大便时干时稀？这可能与尾椎损伤（脱位）后慢性炎性刺激影响肠蠕动有关。当炎性刺激明显时，肠蠕动增快，肠腔内容物排泄增快则出现稀便；而肠蠕动减慢时，肠腔内容物滞留时间延长，水分吸收过多而形成干便，可导致便秘并伴有肠胀气。

该案例患者经 1 次治疗后，腰骶痛、腹胀、大便时干时稀等症状完全消失，尽管患者未进行影像学复查，但就临床症状而言，病获痊愈。这一案例折射出治疗骶尾椎损伤（脱位）患者时不能仅对腰骶痛、尾椎压痛等进行局限性考虑。本案例中骶尾椎损伤（脱位）引起了肠道相关症状，可供临床借鉴。

（三）15 岁尾椎损伤（脱位）伴便稀 4 年案

患者男性，15 岁，初一学生。初诊时间：2019 年 3 月。患者体形瘦小，寡言。

主诉：反复腰背痛，伴腹胀、便稀 4 年余。

现病史：家长代诉，4 年前孩子下楼梯时摔跤，坐在楼板上并接连向下滑了 3 个阶梯，当时疼痛剧烈不能行走，由家长急送至医院急诊，经检查臀部瘀肿明显，腰部活动受限，下肢关节活动正常，摄片检查未见骨折，诊断为"臀部软组织挫伤"，予以三七片内服、活血镇痛膏敷贴等治疗，半个月后症状逐渐减轻，但腰背痛反复发作，尤其是腹胀明显，食欲差，大便次数增多，原来 1 ～ 2 天解 1 次，现在每天 2 ～ 3 次，且便质稀烂不成形，多次就诊未见好转，性格变得沉默寡言，经人介绍前来门诊。

专科检查：脊柱居中，腰椎曲度消失，胸腰段脊旁竖脊肌紧张，压痛（＋），腰部活动功能正常，双下肢等长，双侧跟臀试验（－），直腿抬高试验（－），"4"字试验（－），双侧姆趾背伸、跖屈（－），尾椎压痛（＋＋）。

影像学检查：予以腰椎及骶尾椎正侧位摄片，腰椎正位片显示腰椎居中，腹腔肠内容物充盈伴胀气（图 6-5）；腰椎侧位片显示腰椎生理曲度消失，腹腔肠内容物充盈伴胀气存在，T_{12}（"T"为胸椎英文缩写，下同）、L_1 椎体呈楔形改变，提示椎体压缩性骨折存在（图 6-6）；骶尾椎正位片未见骨折，盆腔肠内容物充盈伴胀气（图 6-7）；骶尾椎侧位片显示 Co_1/Co_2、Co_2/Co_3 脱位，尾椎成角 ≥ 90°，肠内容物充盈（图 6-8）。

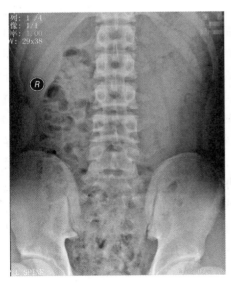 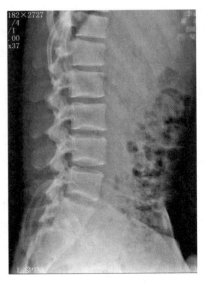

图 6-5　腰椎居中，肠内容物充盈伴肠胀气

图 6-6　腰椎生理曲度消失，T_{12}、L_1 椎体压缩性骨折，肠胀气显示

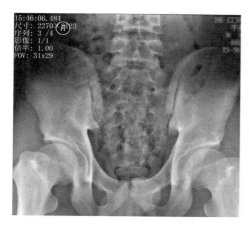

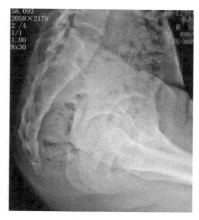

图 6-7　肠内容物充盈伴胀气　　图 6-8　Co_1/Co_2、Co_2/Co_3 间隙增宽，尾椎成角 $\geq 90°$，肠胀气显示

诊断：尾椎陈旧性损伤、脱位伴成角；T_{12}、L_1 椎体压缩性骨折（楔形改变）。

推拿治法：采用肛指六步法治疗（一探二揉三纠偏，四按五理六上推）。操作方法同前。

经治疗后患者腰骶疼痛明显减轻。

医嘱：

（1）坐着时，须在硬板凳上加一个软垫，避免尾骨与凳面直接接触，且应保持坐姿端正，避免后倾使得凳面顶触尾骨。

（2）不宜做深蹲、高抬腿运动，不宜蛙泳，禁止做大跨步压腿动作。

（3）1个月内避免进行剧烈运动（如登山、跑马拉松等）；禁止骑车，避免因震动、过坎等导致再脱位。

（4）1周后复诊。

二诊：1周后如约复诊。自诉所有症状明显改善，腹胀消失，腰背痛明显减轻，但背部仍有牵涉紧胀感，大便日解 1 次，成形，质软。复查专科检查显示尾椎压痛基本消失，胸腰椎脊旁压痛存在，考虑与胸腰椎（T_{12}、L_1）楔形改变有关，予以胸腰椎关节突关节整复治疗。

推拿治法：采用胸腰椎错动整复法。

（1）胸腰段常规推拿：患者俯卧于治疗床上，术者在其胸腰段椎体楔形改变的相应节段上下两侧用擦法往返操作 3～5 分钟，以缓解相应节段竖脊肌紧张，再用拇指在椎体楔形改变的相应节段两侧的关节突关节向上顶推，边推边按，推按结合，由上至下逐节段操作，两侧关节突关节各推按 3～5 遍，使关节突关节松动。

（2）错动整复法：患者俯卧于治疗床上，术者将两手鱼际肌分别置于其胸腰段椎体楔形改变的相应节段两侧，近胸侧用小鱼际侧着力，对侧用大鱼际肌侧着力，先自上而下，后自下而上操作 2 遍，以松解关节突关节。

（3）拉腿式侧扳法：在错动整复法的基础上，以右侧卧位操作为例，术者以左手握住患者左足踝部，右手按压胸腰段椎体楔形改变的相应节段，一按一拉，按拉同步，逐节段先自上而下，后自下而上往返操作 1 次，然后换左侧位操作，操作方法及要求相同，以纠正关节突关节"错缝"。

（4）在胸腰段椎体楔形改变的相应节段两侧用擦法（常以冬青膏或其他市售膏剂为介质，本团队用自制"三辛椒膏"），以热透为度。

治疗结束，患者腰背痛基本消失。嘱如有不适再来门诊治疗。3 个月后，患者父亲来电告知孩子已无不适症状，病获痊愈。未行 X 线复查。

【按语】

该患者有臀部着地损伤史，因反复腰背痛，伴腹胀、便稀 4 年余前来就诊。从整个诊治过程来看，患者摔伤后至急诊就医，应急反应及时，臀部瘀肿明显，腰部活动障碍，下肢关节活动功能未受限，X 线摄片未显示骨折，即按臀部软组织挫伤处理，予以三七片内服、活血镇痛膏敷贴等治疗，半个月后症状逐渐减轻，但腰背痛反复发作，尤其是腹胀明显，大便次数增多，且便质稀烂不成形，多次就诊未见好转，孩子也变得沉默寡言。

分析该案例 4 年诊治过程中存在的问题，一是患者有明确的臀部着地摔跌史，且臀部瘀肿，应首先考虑是否存在尾椎损伤（脱位）；二是虽然患者称 X 线摄片未见骨折，但不清楚摄片部位，如果单纯拍摄腰椎正侧位或骨盆正位片，既不能显示尾椎损伤（脱位），也不能够显示胸腰椎是否存在损伤，对于有臀部着地摔跌史且有明显腰背痛的患者，应该选择胸腰椎正侧位及骶尾椎正侧位摄片，这样既可观察是否有尾椎损伤（脱位），也可明确是否存在压缩性骨折（椎体楔形改变），该案例存在摄片部位选择不当的问题；三是如何读片也是重要环节，对于该类骶尾损伤（脱位）、胸腰椎楔形改变，影像学报告中一般将其视为正常，极少提示影像学病理改变，因此临床医生如果没有熟练的读片能力也会造成误诊，比如本次就诊摄骶尾椎侧位片显示尾椎陈旧性损伤（脱位），腰椎侧位显示 T_{12}、L_1 椎体楔形改变，腰椎正侧位、骶尾椎正侧位片均显示肠内容物充盈伴胀气存在，综合患者的病因、症状、体征及影像学检查分析，我们认为摔跌是病因，尾椎损伤（脱位）是直接表现，胸腰椎楔形改变是间接表现，其他症状与尾椎损伤（脱位）、胸腰椎楔变有密切关联性。

该案例出现腹胀、便稀的原因，主要与胸腰段的脊神经内脏神经支有关。已知 T_{12}、L_1 脊神经内脏神经支分别通过内脏膜下神经、肠系膜上神经节、肠系膜下神经节支配大肠和小肠，由于该节段椎体压缩骨折持续刺激内脏神经，促使肠道内膜细胞渗出增加，肠蠕动增快，因此出现反复稀便且次数增多，水分和营养素丢失增加，影响生长发育，使得患者体形瘦小，影响身心发育，出现沉默寡言等心理障碍表现。

该案例的治疗分为两步，是基于患者损伤后的病理改变既有尾椎陈旧性损伤（脱位），又有胸腰段椎体压缩性骨折（楔形改变）来考虑的，而胸腰段椎体压缩性骨折是尾椎损伤（脱位）所导致的间接损伤，故以治疗原发损伤为先，观察原发损伤治疗后的症状改变情况，再考虑间接损伤的治疗方案。患者经尾椎损伤治疗后，其尾椎压痛基本消失，腹胀消失，大便次数减少且成形，腰背痛明显减轻，仅腰背部有牵涉紧胀感，考虑与胸腰段压缩性骨折有关，采用胸腰段脊柱错动整复法治疗后奏效。

（四）17 岁尾椎损伤（脱位）伴右侧骶骨骨折案

患者女性，17 岁，高一学生。初诊时间：2019 年 11 月。患者焦虑貌，沉默寡言。

主诉：反复腰骶痛 4 年，右侧疼痛明显。

现病史：患者由母亲陪同前来门诊。母亲代诉，患者读小学六年级的时候在滑旱冰时被撞摔跤，当即不能行走，被送至医院急诊，腰椎摄片未见明显异常，诊断为"急性腰扭伤"，予以止痛片、云南白药内服，以及活血镇痛膏敷贴等治疗，在家卧床休息一周，疼痛刚好转就坚持去上学，但呈摇摆步态。4 年来反复腰骶痛，以右侧疼痛明显，生理期痛经明显，月经周期紊乱，经来不畅，夹杂血块，月经期 8 ～ 9 天。多次就医未见明显效果，经人介绍前来门诊。

专科检查：脊柱居中，腰椎曲度存在，腰部前屈 60°，余方向活动未受限，胸腰段脊旁压痛不明显，双侧下肢不等长（左侧约长 1cm），双侧跟臀试验（－），直腿抬高试验（－），"4"字试验（－），双侧踇趾背伸、跖屈（－），右侧骶髂关节压痛（＋），尾椎压痛（＋＋）。

影像学检查：予以骶尾椎正侧位摄片，侧位片显示 Co_2 全脱位，尾椎成角 75°（图 6-9）；正位片显示右侧骶骨上部陈旧性骨折，骨折线斜向内下至 S_2 下缘，S_2 /S_3 局限性密度增高（图 6-10）。

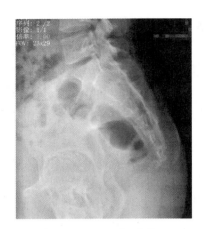

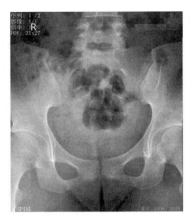

图 6-9 Co_2 全脱位，尾椎成角 75°

图 6-10 右侧骶骨陈旧性骨折，骨折线向内下至 S_2 下缘，S_2/S_3 局限性密度增高

诊断：尾椎陈旧性损伤、脱位伴成角；骶骨陈旧性骨折（右侧）；S_2/S_3 致密性骨炎。

推拿治法：采用肛指六步法治疗（一探二揉三纠偏，四按五理六上推）。操作方法同前。

经治疗，患者腰骶疼痛明显减轻。予骶尾椎损伤（脱位）中药协定处方 7 剂口服：黄芪 30g，葛根 30g，盐杜仲 15g，川牛膝 15g，当归 15g，白芍 15g，熟地黄 15g，益母草 15g，肉苁蓉 20g，金毛狗脊 9g，延胡索 12g，广木香 3g，蜜甘草 6g。由医院提取有效成分制成颗粒剂，分装 14 小包，每次服用 1 小包，每日两次，开水冲泡溶化，饭后半小时服用。

医嘱：

（1）坐着时，须在硬板凳上加一个软垫，避免尾骨与凳面直接接触，且应保持坐姿端正，避免后倾使得凳面顶触尾骨。

（2）不宜做深蹲、高抬腿运动，不宜蛙泳，禁止做大跨步压腿动作。

（3）1 个月内避免进行剧烈运动（如登山、跑马拉松等）；禁止骑车，避免因震动、过坎等导致再脱位。

（4）1 周后复诊。

二诊：患者自诉腰痛明显减轻，现右侧腰骶部仍有酸胀痛。腰部活动基本正常，尾椎压痛（±），右侧腰骶角压痛（+），考虑与右侧骶骨陈旧性骨折有关。

推拿治法：

（1）腰部操作：用擦法、按法、揉法交替在腰椎两侧竖脊肌处作常规治疗，时间约为 5 分钟。

（2）骶髂部操作：用小指掌指关节㨎法、拇指推按法在右侧骶髂关节部交替操作，沿骶髂关节向内向下用力，时间约为5分钟。

（3）擦法操作：在右侧骶髂部涂上冬青膏或其他市售膏剂，本团队用"三辛椒"摩膏（自制），骶骨背面用掌擦法，沿骶髂关节间隙用鱼际擦法，以透热为度。

继续服用初诊中药协定处方7剂。

医嘱：视病情恢复情况而定，如有不适1周后续诊。

1周后患者母亲微信告知，患者腰骶痛症状基本消失，所以观察一下再说，如有不适再来复诊。

【按语】

尾椎陈旧性损伤、脱位，伴骶骨骨折在临床极为少见，该案例是本团队千余例骶尾椎损伤、脱位案例中的唯一一例。回顾该案例既往诊治中存在以下误区：一是对患者损伤史分析不够，患者因滑旱冰时被撞摔跤，一般情况下以臀部着地为多，而臀部着地首当其冲损伤的是尾椎，在做专科检查时可能忽略了对尾椎压痛的检查；二是影像检查选择部位失误，对臀部着地摔跤的患者应该首选拍摄骶尾椎正侧位片，观察骶尾椎是否有损伤、骨折或脱位，而该患者拍摄的是腰椎正侧位片，故未发现骶骨骨折，也遗漏了尾椎损伤、脱位。本次就诊予以拍摄骶尾椎正侧位片，影像学诊断为尾椎损伤伴脱位、成角，但仍未见骨折描述。我们从电脑上查看影像图片，发现左侧骶骨翼完整，而右侧骶骨翼存在裂痕，放大图像后发现裂痕呈不规则斜向延伸，至 S_2/S_3 局限性密度增高，致密性骨炎形成。经与放射科主任沟通，复阅X线片确诊为右侧骶骨翼陈旧性骨折。对此案例的诊断不禁使人想起谢觉哉先生为越剧《胭脂》所作的七字绝句："一念之忽差毫厘，毫厘之差谬千里。"

该案例既有尾椎损陈旧性伤、脱位，又存在骶骨陈旧性骨折，属于双重损伤。骶骨骨折属于陈旧性骨折且已愈合，但其对临床症状是否有影响、影响有多大尚不明了，故治疗时本着治因为先原则分两步进行，即先针对尾椎损伤、脱位进行六步法治疗，治疗后视其症状改善的情况，再明确是否有必要对骶髂部进行治疗。患者经肛指六步法治疗，腰痛明显减轻，但右侧腰骶部仍有酸胀痛感，腰部活动基本正常，尾椎压痛（±），右侧腰骶角压痛无改善，考虑与右侧骶骨陈旧性骨折有关，故二诊时针对右侧骶髂部疼痛进行局部治疗，治疗后疼痛明显减轻，随访一年未复发。

该案例所用协定处方是本团队在治疗过程中经过不断探索而议定的，其主要功效是补益肝肾，舒筋活血，理气止痛，是尾椎损伤（脱位）治疗后的必用协定处方，根据复位后患者症状的改善程度确定用量，一般服用 7 剂，最多不超过 14 剂。经期女性、未成年人不建议使用。

二、老年骶尾椎损伤（脱位）医案

（一）84 岁骶尾椎损伤（脱位）伴陈旧性骨折案

患者女性，84 岁。初诊时间：2019 年 9 月 28 日。患者痛苦貌，焦虑，拖腿行走。

主诉：反复腰骶痛 50 余年，伴漏尿、行走不便。

现病史：由 3 个儿子扶着前来门诊。自诉生育三男两女共 5 个孩子，第 3 胎怀孕 3 个月时因摔跤流产，之后持续腰骶痛，弓背撅臀行走，10 年前下楼梯时又臀部着地摔跤，之后不敢出门了。本次腰骶痛加重已持续 1 月余，大便时干时稀，有时候 3 ～ 4 天解 1 次，有时候一天 3 ～ 4 次，漏尿越来越严重，现在都用尿不湿了。

专科检查：腰椎左侧弯，生理曲度消失，腰部活动明显受限，左侧腰部肌肉萎缩，双侧下肢不等长（左侧长约 1.5cm），双侧跟臀试验（＋）、直腿抬高试验（＋），"4" 字试验（＋），左侧骶髂关节轻压痛（＋），尾椎压痛（＋），双下肢浅感觉对称，双侧踇趾背伸、跖屈试验（－）。

影像学检查：予以骶尾椎正侧位摄片，正位片显示腰椎左侧弯，尾椎向左侧偏歪，两侧闭孔不对称（图 6-11）；侧位片显示 L_4 前滑移 I°，S_5 / Co_1、Co_1 / Co_2 椎间隙增宽，S_5 斜向陈旧性骨折痕，尾椎成角 60°（图 6-12）。

诊断：骶尾椎陈旧性损伤（脱位）伴成角；骶椎陈旧性骨折。

推拿治法：采用肛指六步法治疗（一探二揉三纠偏，四按五理六上推）。操作方法同前。

经治疗，患者自诉腰骶疼痛好多了，能挺起腰背，眼泪夺眶而出，说道："我痛了 50 多年啦！没想到推拿治疗 1 次好得这么快啊！"

予骶尾椎损伤（脱位）中药协定处方 7 剂口服：黄芪 30g，葛根 30g，盐杜仲 15g，川牛膝 15g，当归 15g，白芍 15g，熟地黄 15g，益母草 15g，肉苁蓉 20g，金毛狗脊 9g，延胡索 12g，广木香 3g，蜜甘草 6g。由医院提取有效成分制成颗粒剂，分装 14 小包，每次服用 1 小包，1 日两次，开水冲泡溶化，饭后半小时服用。1 周后复诊。

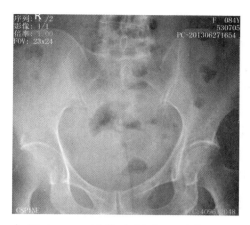

图 6-11　腰椎左侧弯，尾椎向
左侧偏歪，两侧闭孔不对称

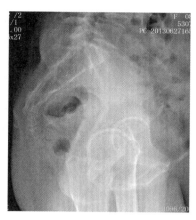

图 6-12　L_4 前滑移 I°，S_5/Co_1、Co_1/Co_2
椎间隙增宽，S_5 陈旧性斜向骨折痕，
尾椎成角 60°

　　一周后，患者儿子来电告知患者腰骶痛明显好转了，大便已经正常，已经不漏尿了，能挺直腰背在室内踱步，心情也好了很多，这次就不来复诊了，如病情有变化再来复查。写本稿前笔者又向其儿子询问病情，获悉老人家无明显不适。

【按语】

　　该案例患者是本团队诊治的女性患者中年龄最大的，已有 50 余年腰骶痛病史。从已知信息来看，患者有多次摔跤史，但探究其损伤史可能早于造成第 3 胎流产的那次摔跤。从骨盆正位片分析，患者尾椎向左侧偏歪，与腰椎侧弯方向一致，表明腰椎侧弯是由尾椎损伤所致。侧位片显示 L_4 前滑移 I°，S_5/Co_1、Co_1/Co_2 椎间隙增宽，S_5 陈旧性斜向骨折痕，尾椎成角 60°，应考虑与骶尾椎损伤同期发生，均为陈旧性损伤（脱位）。该案与少年骶尾椎损伤（脱位）医案中第四案的17 岁女孩尾椎损伤（脱位）伴右侧骶骨骨折情况相仿，因此很容易导致误诊。

　　一般情况下，处于青春期发育阶段的患者骨折愈合塑形功能较强，很少遗留密度增高的痕迹，而成年后骨折愈合则会遗留密度增高的迹象，因此猜测本案例中患者初次损伤（脱位）在青春期或童年时期。如果不仔细读片也很难发现 S_5 存在陈旧性骨折。尽管发现是否存在陈旧性骨折对治疗也许没有多大作用，但对骶尾椎陈旧性损伤（脱位）的诊断和治疗研究有重要意义。患者自 10年前下楼梯时臀部着地摔跤后，腰骶痛持续加重，1 个月前出现大便干、稀交替，以及漏尿等症状，分析其症状产生原因，可能与再次"触动"陈旧性骶尾椎损伤，导致局部炎性渗出、水肿有关。当炎性物质刺激肠道神经时，若引起肠道蠕动增快则出现便次增多，若肠道蠕动减慢则导致便秘；刺激膀胱神经时，则引起膀胱约束功能失常而导致漏尿。肛指六步法的治疗作用在于改善盆腔内环境，从而缓解相应刺激症状，这部分内容在后面女性骶尾椎损伤（脱位）医案中的第二案中有所体现。

在高龄患者的骶尾椎损伤（脱位）是否适合复位，或者是否应采取保守治疗的问题上，本案是对治疗方法选择上的一种尝试。实践证明只要诊断明确，对高龄患者同样适用肛指六步法治疗，且疗效显著。就在撰稿的前一天，门诊来了一位股骨颈骨折钢板固定术后 9 个月的 76 岁女性患者，因腰骶痛导致不能单独行走，由其老伴扶着前来门诊，经摄片显示尾椎陈旧性损伤（脱位），行尾椎复位术后当即腰骶痛消失，能自己行走。

该案例患者腰骶痛反复 50 余年，这些年来她是否曾就医，就医经过及疗效如何家属没有提供，也无从考证。从医道而言，"症"和"因"是两个不同的概念，"症"是指临床症状表现，"因"是指引起症状的原因，"症"是由"因"而引起的，从中医"标本"概念来看，"症"属于"标"，"因"属于"本"。本案应验本团队倡导的"症因相关论"理念，即"有症必有因，无因不成症；症因要相关，无关非诊断；治因宜为先，因去症自消"。该理念在临床审症求因、明确诊断、对因治疗方面具有很高的参考价值。

（二）88 岁骶尾椎损伤（脱位）伴腰椎压缩性骨折、滑移案

患者男性，88 岁。初诊时间：2020 年 10 月 13 日。由儿子、女儿护送进诊室。

主诉：反复腰背痛 60 余年，加重伴肚子胀 1 个月。

现病史：儿子代诉，患者腰背痛 60 余年，据说十几岁的时候，有过一次严重摔伤史，因家里经济条件差也没看医生，在床上躺了一个多月才慢慢好起来。年轻时因下台阶不慎又摔了一次，此后腰背痛反复发作，近年来多次到医院就诊，CT、MRI 检查做了多次，诊断为"腰椎间盘多节段突出"，脊髓受压明显，西医医生说年龄大了手术有风险，还是保守治疗吧，吃过很多药、输过多次液，但老是复发，中医医生说是腰肌劳损，针灸、推拿、拔罐做了无数次，但效果总是不明显。1 个月前上厕所时腰闪了一下，一直痛到现在，今天陪老人家前来看看有没有好办法。

体格检查：患者行动不便，呼吸急促，心率 76 次 / 分，心律稍有不齐。俯卧位检查改为坐位，腰背肌肉萎缩明显，背曲下移，胸腰段竖脊肌紧张，脊旁压痛明显，站立位检查尾骨压痛（++），卧位检查双下肢浅感觉对称，双侧"4"字试验（+），直腿抬高 60°，双侧踇趾背伸、跖屈试验（－），病理反射未引出。

影像学检查：予以胸腰椎＋骶尾椎正侧位摄片，胸腰椎正位片显示腰椎轻

度侧弯，肠胀气明显（图 6–13）；胸腰椎侧位片显示背曲下移，$L_1 \sim L_3$ 椎体楔形改变（压缩性骨折），肠胀气显示（图 6–14）；骶尾椎正位片显示 L_3 椎体右侧弯，S_5/Co_1、Co_1/Co_2 间隙钙化痕存在（图 6–15）；骶尾椎侧位片显示 L_3 椎体后滑移 I°，S_5/Co_1、Co_1/Co_2 陈旧性损伤（脱位），椎体退行性改变，腰骶角过大（图 6–16）。

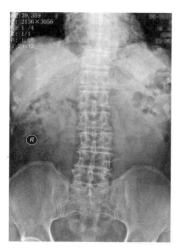

图 6–13　腰椎轻度侧弯，肠胀气明显

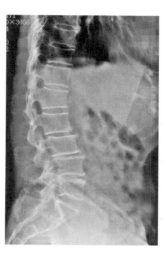

图 6–14　背曲下移，$L_1 \sim L_3$ 椎体楔形改变，肠胀气显示

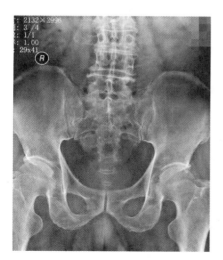

图 6–15　腰椎右侧弯，S_5/Co_1、Co_1/Co_2 间隙钙化痕存在

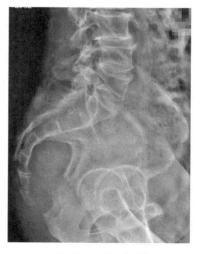

图 6–16　L_3 椎体后滑移 I°，S_5/Co_1、Co_1/Co_2 陈旧性损伤（脱位），椎体退行性改变，腰骶角过大

诊断：骶尾椎陈旧性损伤（脱位）；腰椎压缩性骨折（楔形改变）；L_3 后滑移 I°。

推拿治法：采用肛指六步法治疗（一探二揉三纠偏，四按五理六上推）。操作方法同前。

经治疗，患者挺直腰背，扭了扭腰连说两声"腰背不痛了"。予以骶尾椎损伤（脱位）中药协定处方 7 剂煎服。

医嘱：建议采用仰卧位睡姿，在胸腰段垫枕以矫正背曲，缓解肌紧张，并注意休息，如有不适 1 周后复诊。

1 周后，其儿子来电：父亲腰痛好多了，肚子也不胀了，能在家里踱步，到阳台上晒晒太阳了，毕竟年龄大了，出门也不方便，这次就不来复诊了，再观察几天，如有反复再来复诊。

【按语】

该案例是本团队诊治的年龄最大的腰背痛男性患者。真是短短尾椎骨，长长腰痛史，可见骶尾椎损伤（脱位）的危险有多大啊！对于腰痛一症，笔者查阅相关文献，涉及腰痛的疾病有 50 余种，但唯独没有骶尾椎损伤（脱位），一定程度上表明我们对骶尾椎损伤（脱位）的认知存在欠缺。

关于骶尾椎损伤（脱位），臀部着地摔跤或撞击是主要原因，从力学的角度分析，该损伤与剪切力有关。剪切力由两层相邻组织表面间的进行性相对移动而产生，是摩擦力与压力同时作用的结果，与体位有密切关系。当人体失重臀部着地摔跤时，由臀部上传的作用力与自身重量产生的向下反作用力交汇会引起错动变异。人体有骶曲、腰曲、胸曲、颈曲 4 个曲度，骶曲向后，腰曲向前，胸曲向后，颈曲向前。由于臀部着地的作用力垂直向上，因此首先导致骶尾椎损伤、滑移、脱位，其向上的作用力作用于腰椎时，则出现腰椎楔形改变，当体位发生变化，力线也随之发生变化时，甚至可导致胸椎楔形改变（较少见）。我们将这个原理应用到临床专科检查中，凡发现骶尾椎压痛、凹陷、背曲下移、腰骶角过大、腰椎生理曲度消失，甚至胸曲过大、脊柱侧弯等体征特征时，应首先考虑是否存在骶尾椎损伤（脱位）。

对骶尾椎损伤（脱位）患者进行体格检查，可采用俯卧位和仰卧位两种体位。俯卧位主要检查脊柱是否居中，竖脊肌是否紧张、痉挛，是否有压痛，脊柱是否侧弯，胸曲、腰曲、尾曲是否改变，跟臀试验是否为阳性，双下肢是否等长。仰卧位主要检查骨盆分离试验、直腿抬高试验、"4"试验是否为阳性，踇趾背伸、跖屈试验是否为阳性，浅感觉是否对称，并与腰椎间盘突出神经根受压相鉴别，进行踝阵挛检查以判断脊髓是否受压，等等。系统的体格检查对明确诊断、排除风险、进行针对性治疗有重要意义，对老年患者尤为重要。该高龄患者因俯卧位检查有困难，故改为坐位检查，检查后发现其背曲下移，腰背肌肉萎缩明显，胸腰段竖脊肌紧张，脊旁压痛明显，站立位检查尾椎压痛（++），仰卧位检查显示双下肢浅感觉对称，"4"字试验（+），直腿抬高 $60°$，双侧踇趾背伸、跖屈试验（−），基本排除脊髓和神经根受压可能。

规范的体格检查对影像学检查的部位选择和目的确定具有重要的意义。该患者十几岁时有明确的摔跤史，体格检查显示背曲下移，腰段竖脊肌紧张，脊旁压痛明显，尾椎压痛（++），应予以腰椎正侧位和骶尾椎正侧位摄片，以明确骶尾椎和腰椎是否存在损伤，有利于对损伤程度进行评估。患者的摄片结果显示骶尾椎陈旧性损伤（脱位），$L_1 \sim L_3$ 椎体压缩性骨折（楔形改变），其结果与损伤史及临床体征完全吻合，并且提示存在 L_3 椎体 $I°$ 后滑移，可见正确选择影像学检查的部位，对明确诊断具有重要意义，对治疗部位的选择和疗效评估同样具有重要意义。

（三）76 岁骶尾椎损伤（脱位）伴脊柱侧弯案

患者女性，76 岁。初诊时间：2019 年 10 月 26 日。患者痛苦貌，弓背移步行走。

主诉：反复腰背痛史 50 余年，加重伴腹胀 1 个月。

现病史：患者由女儿陪同前来门诊，自诉患腰背痛 50 多年了，怀这个女儿（58 岁）的时候上厕所时摔过一跤，很严重的，当时爬都爬不起来，去过医院说有流产先兆，为了保胎也没做什么治疗，说回家休养休养会好起来的。自此之后就反复腰背痛一直到现在，腰也越来越弯了。1 个月前弯腰捡东西时脚滑了一下，当即腰痛加重，已经在家躺了 10 天不见好转，所以由女儿陪同到医院来看一看。

专科检查：患者脊柱右凸，侧弯明显，右侧脊旁压痛（++），左侧竖脊肌萎缩，左下肢较右下肢短约 1cm，尾椎压痛（+），双侧跟臀试验弱阳性，右侧"4"字试验（+），双侧直腿抬试验 $75°$，双侧踇趾背伸、跖屈试验（−），双侧浅感觉对称，病理反射未引出。

影像学检查：予以胸腰椎 + 骶尾椎正侧位摄片，腰椎正位片显示肠胀气明显，脊柱右凸，侧弯明显，棘突右偏，右腰骶关节密度增高（图 6-17）；腰椎侧位片显示 L_4 椎体前滑移 $I°$，L_5/S_1 关节突关节密度增高，肠胀气显示（图 6-18）；骶尾椎正位片显示两侧髂骨翼右低左高不对称，右侧骶髂关节模糊（图 6-19）；骶尾椎侧位片显示 S_5/Co_1、Co_1/Co_2 陈旧性损伤（脱位），L_4 椎体前滑移 $I°$（图 6-20）。

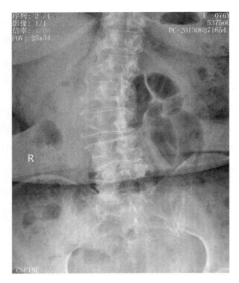

图 6-17　脊柱右凸，侧弯明显，棘突右偏，右腰骶关节密度增高，肠胀气明显

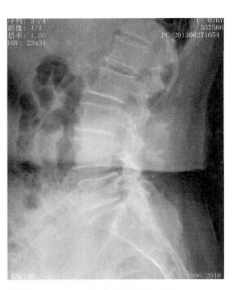

图 6-18　L_4 椎体前滑移 I°，L_5 /S_1 关节突关节密度增高，肠胀气显示

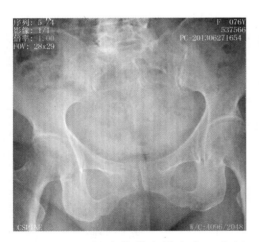

图 6-19　两侧髂骨翼右低左高，右侧腰骶关节密度增高

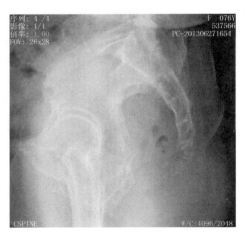

图 6-20　S_5 /Co_1、Co_1 /Co_2 间隙增宽，L_4 椎体前移 I°

　　诊断：骶尾椎陈旧性损伤（脱位）；腰椎侧弯（右凸）；L_4 前滑移 I°；肠胀气。

　　推拿治法：采用肛指六步法治疗（一探二揉三纠偏，四按五理六上推）。操作方法同前。

　　治疗后患者腰背痛明显减轻。予以骶尾椎陈旧性损伤（脱位）中药协定处方 7 剂煎服。

医嘱：建议采用右侧卧位睡姿，在腰段（侧弯明显处）垫枕矫正侧弯，1
周后复诊。1 周后其女儿来电告知，母亲的腰背痛好多了，肚子胀也消失了，
因下雨不方便来复诊，如有不适再来门诊。

【按语】

俗话说"患者腰痛，医生头痛"，说明腰痛在临床上很常见，引起腰痛的原
因错综复杂，诊治难度大，且腰痛易反复，迁延难愈。该患者反复腰背痛 50 余
年，初次腰痛有明确的损伤史，本次因腰扭伤症状加重就诊。该案例从影像学
检查结果分析，患者 S_5/Co_1、Co_1/Co_2 陈旧性损伤（脱位），L_4 椎体前滑移 I°，
L_5/S_1 关节突关节及右侧腰骶关节密度增高，考虑为 50 余年前的那次摔跤所致。
从腰椎正侧位片分析，除 L_4 椎体前滑移 I° 外，腰椎生理曲度存在，椎体未见
压缩性骨折（楔形改变），而右侧腰骶关节、L_5/S_1 关节突关节密度增高，L_4 椎
体前滑移等改变属于损伤后痕迹，可视为臀部着地摔跤的反作用力的作用结果，
这些部位的损伤及 L_4 椎体向前滑移缓冲了持续向上的作用力，避免了腰椎压缩
性骨折。患者主诉中有腹胀，影像学显示肠胀气存在。患者自诉腰越来越弯了，
影像学也证实脊柱侧弯明显，结合患者两侧髂骨翼右低左高不对称，左下肢较
右下肢短约 1cm 来分析，考虑与骶尾椎初次损伤直接相关，同时与年龄增大椎
间盘萎缩有关。

该患者损伤史明确，从影像学检查结果来看，患者尾椎损伤（脱位）属陈旧
性损伤，初步判断与 50 余年前的那次摔跤有直接关联性。50 余年来患者虽有反
复腰背痛但未见加重，可能与损伤后出现流产先兆，居家保胎休养促进了损伤修
复有关。本次症状加重为弯腰脚滑所致，并非臀部着地摔跤所致，考虑与弯腰姿
势下脚滑牵拉尾椎引起的再次损伤有关。从临床流行病学调查来看，90% 以上的
尾椎损伤（脱位）患者回忆不起有过臀部
着地摔跤史。以最近就诊的一位 3 岁女孩
为例，其损伤史追溯到半年前的一次摔
跤，其体征表现为臀沟弯曲，一侧臀部
肌肉萎缩（图 6-21），骶尾椎侧位片显示
Co_1 以下尾椎未见显影（图 6-22），而正
位片显示 Co_2 以下尾椎左偏，与 X 线投射
层面有关（图 6-23），这也提示我们遇到
骶尾椎损伤患者时应摄骶尾椎正侧位片，
而不能单摄侧位片，以免漏诊。

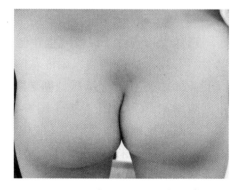

图 6-21　臀沟弯曲，臀肌萎缩

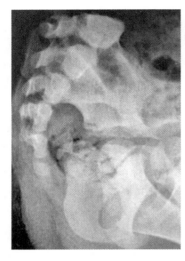

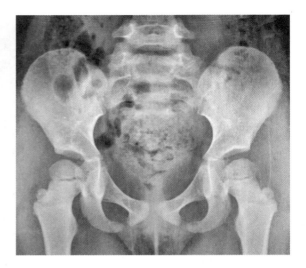

图 6-22　Co_1 以下尾椎未显示　　　　图 6-23　Co_2 以下尾椎左偏

（四）骶尾痛、S_2 隐性裂伴便秘案

患者男性，70 岁。初诊时间：2021 年 3 月 15 日。患者痛苦貌，夹臀碎步行走。

主诉：骶尾部疼痛伴便秘 1 个月。

现病史：患者 1 个月前因下蹲搬重物不慎造成骶尾部疼痛，尤其是坐位身体后仰时骶尾部疼痛明显，同时伴有便秘，大便呈颗粒状，需用开塞露通便。追问病史，患者无腰痛、便秘既往史，小学一年级时曾有过臀部着地摔跤史，骶尾部疼痛剧烈，行走困难，在家休养 1 个月后复学。

专科检查：患者步态正常，腰脊居中，两侧腰部肌肉对称，无明显压痛，双下肢等长，尾椎压痛（＋＋），双侧直腿抬高 75°，双侧"4"字试验（－），跟臀试验（－），双侧踇趾背伸、跖屈试验（－）。

影像学检查：予以骶尾椎正侧位摄片，正位片显示骨盆形态无异常，两侧髂骨翼等高，S_2 隐性裂，尾椎右偏，Co_1/Co_2、Co_2/Co_3 椎间隙增宽，尾椎右偏（图 6-24）；侧位片显示骶棘韧带撕裂，Co_1/Co_2、Co_2/Co_3 陈旧性损伤（脱位），椎间隙增宽，Co_3 以下粘连（图 6-25）。

诊断：尾椎陈旧性损伤（脱位）；S_2 隐性裂。

推拿治法：采用肛指六步法治疗（一探二揉三纠偏，四按五理六上推）。操作方法同前。

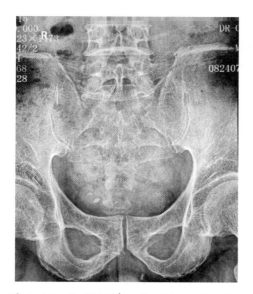

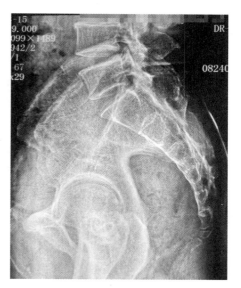

图 6-24　S_2 隐性裂，Co_1/Co_2、Co_2/Co_3 椎间隙增宽，尾椎右偏

图 6-25　骶棘韧带断裂，Co_1/Co_2、Co_2/Co_3 陈旧性损伤（脱位），椎间隙增宽，Co_3 以下粘连

经治疗，患者骶尾部疼痛即刻明显减轻。予以骶尾椎陈旧性损伤（脱位）中药协定处方 7 剂煎服。

医嘱：

（1）坐着时，须在硬板凳上加一个软垫，避免尾骨与凳面直接接触，且应保持坐姿端正，避免后倾使得凳面顶触尾骨。

（2）开车时方向盘与座位的距离宜近不宜远，以免因踩油门、刹车而牵拉尾骨。

（3）健身锻炼时，不宜做深蹲、高抬腿运动，不宜蛙泳，禁止做大跨步压腿动作。

（4）1 个月内避免进行剧烈运动（如登山、跑马拉松等）；禁止骑车，避免因震动、过坎等导致再损伤（脱位）。

（5）1 周后复诊。

1 周后患者来电告知骶尾部不痛了，大便也通了，便形正常。随访 6 个月，患者骶尾痛未复发，大便通畅，患者十分满意。

【按语】

该案例患者的损伤史十分明确，60 余年前有臀部着地摔跤史，行走困难，居家休养 1 个月后好转。患者在 60 余年的时间里无腰骶痛，可能与休养彻底有关，也说明患者的健康意识很强。本次复发与下蹲搬重物不慎闪扭有关，牵涉尾椎造成二次损伤而诱发疼痛、便秘。损伤后出现炎性渗出、水肿，刺激支配肠腔的神经使肠壁分泌的滑液减少，蠕动减慢，导致便秘。影像学检查显示患者 Co_1/Co_2、Co_2/Co_3 陈旧性损伤（脱位）。至于 S_2 隐性裂，该问题属先天性改变，据报道骶椎隐裂易导致遗尿，但患者无遗尿、漏尿，可基本排除 S_2 隐性裂与骶尾痛、便秘的相关性。

　　临床上对于骶尾椎损伤（脱位）的诊断，追溯损伤史具有重要的价值。该患者对两次损伤史表述十分清楚，可见患者对健康的重视程度非同一般。本团队对骶尾椎损伤患者的损伤史进行了调查，结果显示：几乎所有的患者以反复腰背痛、腰骶痛，且经多种治疗效果不明显，或反复发作为主诉就诊；90% 以上的患者否认有损伤史；约 75% 的成年女性自诉生了小孩后就开始腰骶痛，甚至在怀孕 5～6 个月时就开始腰骶痛；约 5% 的患者能说出新近一次损伤史；约 5% 患者的骶尾椎损伤是由第一次损伤所致。另外，在列举提示损伤形式的情况下，约 5% 的患者能回忆起损伤原因，可见追问病史对明确诊断来说是一个不可忽视的环节。

　　为什么陈旧性尾椎损伤（脱位）患者会有持续性疼痛？尾椎复位是纠正尾椎损伤（脱位）吗？对于上述问题，本团队认为，患者的持续性疼痛可能与在陈旧性损伤基础上的二次损伤有关，主要原因在于患者在第一次损伤后经过治疗、休息，疼痛一般都能消失，所以难以回忆起明确的损伤史。骶尾椎陈旧性损伤（脱位）的影像学特征，表现为损伤节段间隙增宽、畸形愈合、尾椎粘连、尾椎偏歪、骶棘韧带撕裂，甚至出现尾椎萎缩等。该患者基本符合这些特征，以致 60 余年来无明显腰骶痛症状。当各种原因导致第二次损伤，触动了原发损伤部位时，炎性渗出、水肿形成，刺激腰骶丛相关神经导致腰骶痛反复发作，其疼痛特点表现为慢性、持续性、时轻时重、反复发作，临床容易误诊为慢性腰肌劳损。炎性渗出、水肿刺激肠腔，促使肠蠕动增快或减慢，是导致患者便秘、便稀的主要原因。对患者尾椎损伤（脱位）部位进行六步复位治疗，可改善局部内环境，增加局部血供，促进炎性物质消散和吸收，缓解对神经的刺激，松解损伤部位瘢痕或挛缩对周围组织的牵涉影响，起到缓解疼痛、减轻便秘的作用。

（五）腰骶痛、股四头肌无力案

　　患者男性，61 岁。初诊时间：2019 年 3 月。患者焦虑貌，弓背拖腿行走。
主诉：腰骶痛三年，伴左腿无力两年半。
现病史：患者 3 年前因车祸臀部着地摔伤，当即腰骶剧烈疼痛，有短暂昏迷史，由 120 送至医院急诊。急诊行头颅 CT 检查未见颅内血肿、颅底骨折，腰椎摄片检查未见明显骨折，后收入住院进一步检查、观察、治疗。腰椎 MRI 检查提示腰椎间盘突出（轻度），予以输液、止痛、理疗、康复训练等对症治疗，2 个月后出院，出院时腰骶痛缓解，但行走不太方便，半年后逐渐出现左腿无力，腰背僵滞。1 年前左腿无力加重，股外侧皮肤感觉减退，臀部肌肉萎缩，蹲位起立困难，需用手撑着大腿才能完成，拖腿跛行，虽经多种治疗效果仍不明显。

专科检查：脊柱居中，无压痛，行走呈摇摆步，腰椎前屈 60°、后伸 10°、侧屈 15°、左右旋转活动 15°。背曲下移，呈"罗锅背"（图 6-26），两侧竖脊肌紧张，压痛存在，尾骨压痛（++），双侧直腿抬高 60°，双侧跟臀试验（+），双侧"4"字试验（+），骨盆分离试验（±），双侧踇趾背伸、跖屈试验（-），左股四头肌萎缩，肌围较右侧小 2cm，皮肤触觉较右侧迟钝，抗阻力试验减弱。

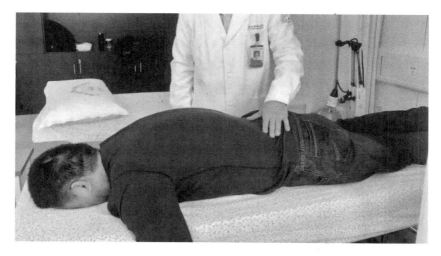

图 6-26　背曲下移，呈"罗锅背"

辅助检查：阅自带腰椎片，正位片未见明显异常，侧位片见背曲下移，胸腰椎楔形改变，腰骶角增大，经测量 T_{11} 后缘 28.32mm，前缘 23.41mm，L_1 后缘 32.99mm，前缘 26.62mm，腰骶角 90.04°（图 6-27）。考虑胸腰椎楔形改变由臀部着地摔跤损伤所致。予以骶尾椎正侧片摄片，正位片显示两侧髂骨翼不对称，L_5 双侧横突蝶形肥大（图 6-28）；侧位片显示腰骶角正常，S_5/Co_1 关节密度增高，Co_1/Co_2 间隙增宽，Co_2 以下粘连，尾椎成角 ≤ 75°，考虑陈旧性损伤（脱位）（图 6-29）。

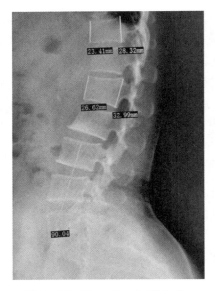

图 6-27　T_{11}、L_1 楔形改变，
腰骶角过大

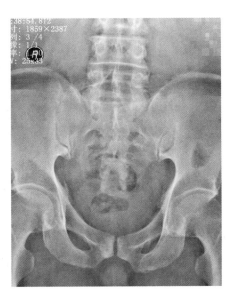

图 6-28　两侧髂骨翼不对称，L_5
双侧横突蝶形肥大

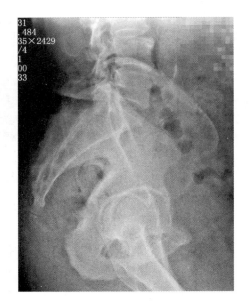

图 6-29　S_5/Co_1 密度增高，Co_1/Co_2 间隙增宽，Co_2 以下粘连，
尾椎成角 ≤ 75°，腰骶角正常

诊断：T_{11}、L_1 陈旧性压缩骨折（楔形改变）；骶尾椎陈旧性损伤、脱位伴成角；L_5 双侧横突肥大。

推拿治法：采用肛指六步法治疗（一探二揉三纠偏，四按五理六上推）。操作方法同前。

经治疗后，患者腰骶疼痛明显好转，步态基本正常，自觉行走轻松利索。予以骶尾椎陈旧性损伤（脱位）中医协定处方7剂。

医嘱：

（1）坐着时，须在硬板凳上加一个软垫，避免尾骨与凳面直接接触，且应保持坐姿端正，避免后倾使得凳面顶触尾骨。

（2）开车时方向盘座位的距离宜近不宜远，以免因踩油门或刹车的动作牵拉尾骨。

（3）健身锻炼时，不宜做深蹲、高抬腿运动，不宜蛙泳，禁止做大跨步压腿动作。

（4）1个月内避免进行剧烈运动（如登山、跑马拉松等）；禁止骑车，避免因震动、过坎等导致再脱位。

（5）2天后复诊。

二诊：患者自诉上次治疗后感觉很轻松，左腿也有力了，晚上8点左右感觉腰背部酸痛明显，有下垂感，左腿又开始发软。复查专科检查显示竖脊肌紧张明显，尾骨压痛（±），腰椎前屈75°、后伸15°、侧屈20°、左右旋转活动20°，双侧直腿抬高75°，双侧跟臀试验、双侧"4"字试验及骨盆分离试验转为阴性，左下肢抗阻力试验有改善。考虑腰背部酸痛明显可能与背曲下移、胸腰椎楔形改变有关，予以胸腰部推拿治疗。

具体推拿治法如下。

（1）常规操作：患者取俯卧位，术者用㨰法、按法、揉法，在胸腰椎两侧膀胱经交替操作，以缓解竖脊肌紧张，时间约为5分钟。

（2）推按法：患者保持俯卧位，术者找到患者胸腰椎两侧的关节突关节部位，用拇指罗纹面着力逐节段向上推按，以松解关节突关节，左、右各推按3遍。

（3）拉腿式扳法：患者取侧卧位，术者站在患者背后，用一手按于胸腰椎相应节段，另一手握住患者上侧的足踝部向后拉，按拉同步，逐节操作，以调整关节突关节，左、右各操作1次。

（4）腰椎旋转扳法：患者取侧卧位，术者采用常规旋转扳法，操作时一手按于患者肩部不动，固定胸腰段侧卧位姿势，另一侧肘部置于臀部向腹侧瞬间施压，使扭转的作用力作用于胸腰段，以缓解竖脊肌紧张，左、右各1次。

（5）擦法：在胸腰椎两侧膀胱经涂上三辛椒膏（自制），采用侧擦法，以透热为度，起到舒筋活血的作用。

（6）抱颈提胸法：患者取立位，屈颈，双手十指相扣置于后颈部，术者站于患者背后，双手十指相扣抱紧患者双肘部，瞬间用力向上提升脊柱，可闻及"咯、咯"声响，以促使关节突关节松解。一般操作 1 次，必要时可再重复操作 1 次。

经 3 次治疗，患者腰背部酸痛基本消失，肌紧张明显缓解，左股外侧皮肤触觉迟钝消失，下肢有劲了许多，也感觉自己"长"高了。随访 2 年患者无明显不适，但股四头肌萎缩改善不明显。

【按语】

患者车祸后腰骶痛伴左腿无力，车祸发生 1 年后逐渐出现股四头肌萎缩，浅感觉消失，蹲位起立困难。患者 3 年来一直就诊求医，但症状未改善，反而加重，问题出在哪里？结合患者的症状、体征及影像学检查结果分析如下。

1. 影像学分析

患者因车祸受伤至急诊就诊，予以腰椎正侧位摄片，侧位片显示 T_{11}、L_1 楔形改变（压缩性骨折），临床上遇到单纯性椎体楔形改变时，在没有相关症状的情况下，一般不太会去考虑骶尾椎损伤，遗憾的是该患者没有摄骶尾椎正侧位片，导致了漏诊。本次就诊时专科检查显示尾骨压痛（++），予以骶尾椎正侧位摄片，显示骶尾椎陈旧性损伤（脱位），S_5/Co_1 密度增高，Co_1/Co_2 间隙增宽，Co_2 以下粘连，尾椎成角 ≤ 75°，因缺少前后对照，很难判断是由本次损伤所致，还是在本次损伤前就曾经有过损伤。L_5 双侧横突蝶形肥大属于先天性变异，临床意义不大。关于腰骶角问题，首次摄片显示腰骶角 90.04°，而本次摄片显示正常，未经矫正治疗为什么会变正常？是否与急性损伤后自我保护性机制启动，形成"假性"腰骶角增大，随着急性期过后，疼痛、腰部活动功能好转，腰骶角逐渐恢复正常有关不得而知。该案例给我们的启示是凡遇车祸损伤，有臀部着地摔跤史的患者，腰椎及骶尾椎正侧位摄片应作为常规项目进行检查，以免漏诊。

2. 临床体征分析

患者专科检查显示两侧竖脊肌紧张、压痛，尾骨压痛（++），双侧直腿抬高 60°，双侧跟臀试验（+），双侧"4"字试验（+），骨盆分离试验（±），双侧踇趾背伸、跖屈试验（－），左股四头肌萎缩，肌围较右侧小 2cm，皮肤触觉较右侧迟钝，抗阻力试验减弱。以上表现与尾椎陈旧性损伤（脱位）相关，但是否由本次损伤所致，或在本次损伤前就有过损伤则无法判别。尾椎损伤（脱位）、粘连等因素的存在，促使致炎、致痛物质渗出，是导致上述症状持续存在的主要原因。其背曲下移，"罗锅背"形成，竖脊肌紧张与 T_{11}、L_1 楔形改变（压缩性骨折）直接相关。至于患者左腿无力，车祸 1 年后逐渐出现股四头肌萎缩，浅感觉减退，这在既往尾骨陈旧性损伤（脱位）案例中未出现过。鉴于患者双侧踇趾背伸、跖屈试验（–），可以排除脊髓受压的可能性。

3. T_{11}、L_1 楔形改变（压缩性骨折）与股神经的关系

患者渐进性出现的肌萎缩、下肢无力均表现在大腿前部，大腿前部的主要肌群为股四头肌，而股四头肌由股神经支配（图 6-30）。相关文献显示股神经起于腰丛，是腰丛的最大分支，其变异性较大，由 L_1～L_4 腰神经组成股神经的占 67.9%，由 L_2～L_4 腰神经组成股神经的占 32.1%。股神经肌支自腹股沟鞘穿出分成多条分支，分别支配股直肌、肌外侧肌、股内侧肌及缝匠肌，主司肌肉运动及感觉。患者 L_1 椎体的楔形病理改变，与股神经损害存在一定的关联性。当股神经腰丛支受到挤压、损伤、刺激时，则可出现股四头肌无力、萎缩，行走不便，甚至感觉功能减退等表现。

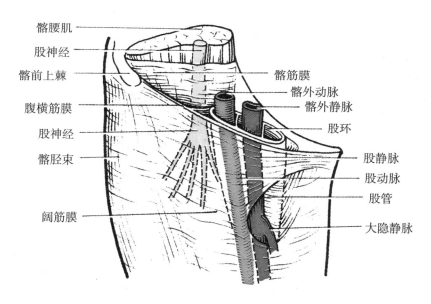

图 6-30　股神经分布示意图

通过分析，可基本明确患者下肢无力、股四头肌萎缩等表现与胸腰椎楔形改变（压缩性骨折）导致股神经损害有相关性，因而基于解剖结构进行考虑，推拿治疗的重点集中在胸腰段，而不是股四头肌局部。经过 3 次治疗，患者下肢的相关症状基本消除，验证了这种推理的可行性。至于股四头肌萎缩，仍需通过理疗、康复及功能锻炼逐渐恢复，也许不能完全恢复。

三、女性骶尾椎损伤（脱位）医案

（一）骶尾椎陈旧性损伤（脱位）伴月经 2 次 / 年案

患者女性，31 岁。初诊时间：2020 年 1 月。患者无奈、焦虑貌。

主诉：反复腰背酸痛、便溏 5 年，月经不正常多年。

现病史：患者不明原因反复腰背酸痛、便溏 5 年，伴有月经异常，经来不畅，经量少，经色暗红，伴有少量瘀血块。患者 14 岁初潮，青春期痛经明显，月经经常性延迟，有时 2 个月来 1 次，经量时多时少不稳定。28 岁结婚，婚后月经次数越来越少，近 2 年来年月经只有 2 次。婚后夫妻生活正常，未怀孕，双方父母十分焦急。2 年来一直在中医及西医医院妇科就诊，用中药、西药调理始终未能见效，故由其母亲陪同前来门诊。

专科检查：患者步态正常，腰脊居中，腰椎生理曲度消失，两侧竖脊肌紧张，压痛不明显。双下肢等长，直腿抬高 90°，"4" 字试验（－），跟臀试验（－），双侧踇趾背伸、跖屈试验（－），尾椎压痛（++）。

影像学检查：予以腰椎 + 骶尾椎正侧位摄片，腰椎正位片未见异常，侧位片显示腰椎生理曲度消失，未见椎体楔形改变（图 6-31）；骶尾椎正位片未见异常，侧位片显示 S_5/Co_1 密度增高，Co_1 椎体萎缩，Co_2/Co_3 间隙增宽，尾椎成角 90°，提示骶尾椎陈旧性损伤（脱位）（图 6-32）。

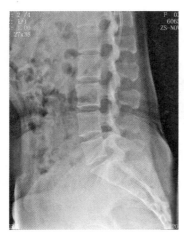
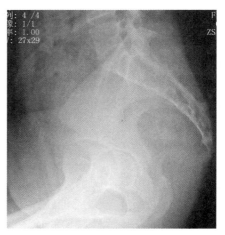

图 6-31　腰椎生理曲度消失　　图 6-32　S_1/Co_1 密度增高，Co_1 椎体萎缩，
Co_2/Co_3 间隙增宽，尾椎成角 90°

诊断：骶尾椎陈旧性损伤（脱位）；腰椎生理曲度消失；经期异常。

推拿治法：采用肛指六步法治疗（一探二揉三纠偏，四按五理六上推）。操作方法同前。

经治疗后，患者腰背酸痛基本消失。予骶尾椎陈旧性损伤（脱位）中药协定处方7剂煎服。

医嘱：

（1）坐着时，须在硬板凳上加一个软垫，避免尾骨与凳面直接接触，且应保持坐姿端正，避免后倾使得凳面顶触尾骨。

（2）开车时方向盘与座位的距离宜近不宜远，以免因踩油门、刹车而牵拉尾骨。

（3）健身锻炼时，不宜做深蹲、高抬腿运动，不宜蛙泳，禁止做大跨步压腿动作。

（4）1个月内避免进行剧烈运动（如登山、跑马拉松等）；禁止骑车，避免因震动、过坎等导致再损伤（脱位）。

（5）建议半个月内避免夫妻生活。

二诊：因患者居住于外地未按期复诊，4个月后续诊，自诉腰背酸痛明显减轻，大便恢复正常，尾骨压痛（±），4个月内已来2次月经。鉴于患者腰椎生理曲度消失，考虑可能与此有关，予以腰部常规推拿治疗、腰椎斜扳法治疗，治疗后患者腰背痛消失。

医嘱：鉴于患者腰椎生理曲度消失，建议仰卧位睡姿，在腰下垫一个软枕头（压实情况下高约3cm），以矫正腰椎生理曲度，缓解竖脊肌紧张。

随访：2020年7月（图6-33）、2021年5月（图6-34）分别进行了微信随访，患者的月经趋于正常，还没有怀孕，尾骨已经不痛了，但久坐后起来时会有点困难，站久了会腰痛。2022年6月第三次微信随访，当晚患者顺产一男娃。

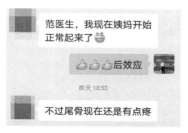

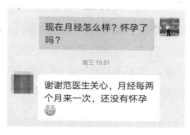

图6-33　月经开始正常起来了　　图6-34　月经两个月来一次，未怀孕

【按语】

患者因反复腰背酸痛、便溏 5 年就诊，在询问病史时了解到有月经异常，经来不畅，经量少，经色暗红，伴有少量瘀血块，一年 2 次月经，结婚 3 年未怀孕。专科检查显示腰椎生理曲度消失、两侧竖脊肌紧张、尾椎压痛（＋＋）3 项体征异常。X 线摄片显示腰椎生理曲度消失，S_5/Co_1 密度增高，Co_1 椎体萎缩，Co_2/Co_3 间隙增宽，尾椎成角 90°。根据 Co_1 椎体萎缩来分析，患者应该在青春发育期前，最大可能是在小学阶段即有过臀部着地损伤，询问患者是否有臀部着地摔跤史，患者予以否认，综合诊断为尾椎陈旧性损伤（脱位），采用肛指六步法治疗 1 次。4 个月后复诊，患者尾骨压痛已基本消失，腰背酸痛明显减轻，但在阴雨天会加重，考虑可能与腰椎生理曲度消失有关，予以腰部常规推拿、腰椎斜扳法对症治疗，嘱患者在腰下垫枕，矫正腰椎曲度，以缓解腰部酸痛。经两次随访尾骶痛消失，久坐、久立后腰部会酸痛，月经两个月一行，但未怀孕。

该案例是本团队开展骶尾椎陈旧性损伤（脱位）诊治以来，唯一的年月经只有 2 次的案例，十分罕见。患者有骶尾椎陈旧性损伤（脱位）、月经异常、不孕，涉及骨伤科、妇科、不孕不育三科，这三者之间是否有关联？该患者经肛指六步法治疗两次，反复腰背酸痛、便溏、尾骨压痛基本消失，月经周期由 2 次 / 年恢复到 6 次 / 年，经量、经色基本正常，无瘀血夹杂，仍未怀孕。遗憾的是的患者自初诊到写本稿时（18 个月）只有 2 次就诊，未能全程观察治疗效果。但可以肯定的是，两次治疗后涉及骨伤科的症状已基本消失，月经周期由原来的一年 2 次增加到一年 6 次，应该说有明显改善，根据这两方面表现在治疗前后的比较，应该说是与尾椎陈旧性损伤（脱位）存在明显相关性的，可见骶尾椎陈旧性损伤（脱位）对女性的危害性非同一般。该案例给我们的启示是，关爱女性，可以从骶尾椎陈旧性损伤（脱位）做起。

（二）尾椎陈旧性损伤（脱位）伴漏尿 29 年案

患者女性，52 岁，从事文职工作。初诊时间：2021 年 4 月 20 日。患者苦恼、焦虑貌。

主诉：腰骶酸痛、便秘、漏尿 29 年，加重 1 个月。

现病史：患者自诉生小孩后一直腰骶酸痛、便秘、漏尿至今，尤其是咳嗽时漏尿量明显增多，严重时不敢出门，需穿"尿不湿"上班，曾多次到妇科、消化科、泌尿科就诊均不见好转，29 年来一直为此苦恼，十分焦虑，精神科诊断为"抑郁症"，予以抗焦虑治疗，但症状始终得不到改善。近期因工作繁忙腰骶酸痛、便秘、漏尿症状加重，经人介绍前来门诊。

专科检查：患者腰脊居中，两侧竖脊肌紧张，压痛存在，腰活动正常，尾椎压痛（＋），双下肢等长，双侧直腿抬高90°，双侧"4"字试验（－），双侧跟臀试验（－），双侧踇趾背伸、跖屈试验（－）。

影像学检查：予以腰椎＋骶尾椎正侧摄片，腰椎、骶尾椎正位片未见异常；腰椎侧位片显示腰椎生理曲度变直，轻度退行性改变，未见楔形改变（图6-35）；骶尾椎侧位片显示 Co_1/Co_2 间隙增宽，Co_2 以下粘连，盆腔内粪团积聚（图6-36）。

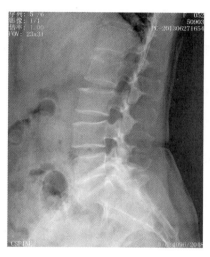

图6-35　腰椎生理曲度变直，
轻度退行性改变

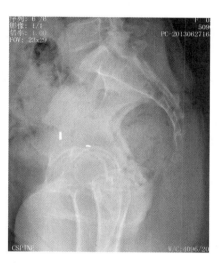

图6-36　Co_1/Co_2 间隙增宽，Co_2
以下粘连，盆腔内粪团积聚

诊断：尾椎陈旧性损伤（脱位）；腰椎生理曲度变直；盆腔内粪团积聚。

推拿治法：采用肛指六步法治疗（一探二揉三纠偏，四按五理六上推）。操作方法同前。

经治疗，患者腰骶痛即刻消失。予以骶尾椎陈旧性损伤（脱位）中药协定处方7剂煎服。

医嘱：

（1）坐着时，须在硬板凳上加一个软垫，避免尾骨与凳面直接接触，且应保持坐姿端正，避免后倾使得凳面顶触尾骨。

（2）开车时方向盘与座位的距离宜近不宜远，以免因踩油门、刹车而牵拉尾骨。

（3）健身锻炼时，不宜做深蹲、高抬腿运动，不宜蛙泳，禁止做大跨步压腿动作。

（4）1 个月内避免进行剧烈运动（如登山、跑马拉松等）；禁止骑车，避免因震动、过坎等导致再损伤（脱位）。

（5）建议半个月内避免夫妻生活。

二诊：2021 年 4 月 27 日来诊。自诉便秘消失，漏尿症状明显好转，跑步、久行后稍有漏尿，但量不多。现腰背部仍有酸痛，可能与腰椎生理曲度变直有关，予以腰背部相应部位对因处理。

具体推拿治法如下。

（1）常规治疗：患者俯卧位，术者用㨰法、按法、揉法在腰椎两侧膀胱经交替操作，以缓解竖脊肌紧张，时间约为 5 分钟。

（2）针对性治疗：体位同上，术者在腰椎两侧的关节突关节部位，用拇指罗纹面着力逐节段向上推按，以松解关节突关节，左、右各推按 3 遍。

（3）拉腿式扳法：患者取侧卧位，术者站在患者背后，用一手按于腰椎节段，另一手握住患者向上侧的足踝部向后拉，按拉同步逐节操作，以调整关节突关节，左、右各操作 1 次。

（4）腰椎旋转扳法：患者取侧卧位，采用常规旋转扳法，以缓解竖脊肌紧张，左、右各操作 1 次。

（5）擦法操作：在腰椎两侧膀胱经涂上三辛椒膏（自制），用掌侧擦法操作，以透热为度，起到舒筋活血的作用。

医嘱：

（1）注意腰背部保暖，避免过度弯腰。

（2）采用仰卧位睡姿，在腰部垫一个枕头（压实状态下高约 3cm），以矫正腰椎生理曲度。

1 周后患者来电告知，腰骶酸痛、便秘、漏尿完全消失。

【按语】

患者生小孩后出现腰骶酸痛、便秘、漏尿至今，历时 29 年，经相关科室治疗症状未改善，因情绪十分焦虑，曾予以抗焦虑治疗。追问病史，患者否认有臀部着地摔跤史，且在生小孩之前没有这些症状。难道症状的出现与生小孩有关？与尾椎损伤（脱位）有关？

从该案例影像学检查分析，腰椎轻度退行性改变，Co_1/Co_2、Co_2/Co_3 间隙增宽，提示尾椎陈旧性损伤（脱位）；Co_3 以下尾椎粘连，尾骨形态基本正常，从损伤程度来看并不严重。患者为什么生育后持续腰骶酸痛、漏尿？回顾 1000 余例尾骨陈旧性损伤（脱位）患者的基本信息，女性占 73.6%，男性占 26.4%，男女比例约为 1：3。为什么女性高发呢？可能与下列因素有关：一是怀孕，多数女性自诉在怀孕 5～6 个月时出现腰骶酸痛，严重者需要躺在床上休养直至分娩，这可能与胎儿变大，骨盆被撑开，挤压尾骨导致二次损伤有关；二是分娩，尤其是自然分娩，当胎儿从产道娩出时，势必再次挤压尾骨引起三次损伤，导致产妇持续腰骶酸痛，这可能是产后女性腰骶痛高发的主要原因。无论是自然分娩，还是剖宫产，都有可能出现腰骶酸痛症状。

至于便秘、漏尿，临床上产后女性比较多见，可能也与尾椎损伤（脱位）后的二次损伤有关。一般情况下，骶尾椎初次损伤（脱位）时如同骨折、脱位一样，能够获得自身"愈合"并趋于相对稳定，因此患者并不感觉腰骶痛，也很难回忆起有过臀部着地损伤史。当受到二次、三次损伤时，这种自身稳定机制遭到破坏，骶尾椎处于不稳定状态进而持续释放致炎、致痛物质，会刺激盆腔内神经、血管而产生相应症状，比如刺激支配膀胱的神经则产生漏尿、尿频症状，刺激支配直肠、肛门的神经则产生便秘与稀便交替及便次增多症状，等等。临床上骶尾椎损伤（脱位）伴有大小便异常患者通过肛指六步法治疗，相应症状大多都能得到明显改善或完全消失。该案例持续便秘、漏尿 29 年，经两次治疗完全消失，验证了这种假设的可能性。

（三）尾椎陈旧性脱位、骨折伴骶髂关节错缝案

患者女性，34 岁，宁波人，做财会工作。初诊时间：2020 年 5 月。患者痛苦面容、焦虑貌。

主诉：反复腰骶痛 3 年，加重 10 个月。

现病史：患者 3 年前怀孕 5 个月时出现明显腰骶痛，不能久坐，一直在家以平躺为主休养至分娩。患者自然分娩，产程较长，产后一直腰骶痛，否认臀部着地摔跤史。当地医院 MRI 检查显示腰椎间盘轻度突出，予以针灸、推拿、理疗等治疗，经过 1～2 个疗程，症状能改善，但反复发作。近 10 个月来症状加重，由其母亲陪同前来就诊。

专科检查：患者腰脊居中，腰部活动正常，左侧竖脊肌紧张，左骶髂关节压痛，尾椎压痛（++），双下肢等长，双直腿抬高 90°，双侧 "4" 字试验（－），双侧跟臀试验（－），双侧跨趾背伸、跖屈试验（－）。

影像学检查：予以骶尾椎正侧位摄片，正位片显示两侧髂骨翼右高左低，不对称，两侧髂骨翼不对称，双侧骶髂关节密度增高，左侧明显，耻骨联合向左分离，间隙增宽，尾椎向左侧偏歪（图 6-37）；侧位片显示 Co_2 后脱位伴撕脱骨折，Co_3 未见显影（图 6-38）。

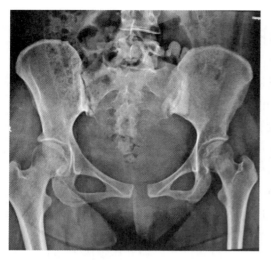

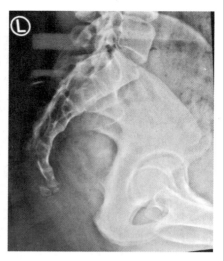

图 6-37　两侧髂骨翼不对称，骶髂关节密度增高，耻骨联合向左分离，间隙增宽，尾椎向左偏歪

图 6-38　Co_2 后脱位伴撕脱骨折，Co_2 以下未见显影

　　诊断：尾椎陈旧性脱位伴骨折；骶髂关节错缝（双侧）；耻骨联合分离。

　　推拿治法：采用肛指六步法治疗（一探二揉三纠偏，四按五理六上推）。操作方法同前。

　　鉴于该案例存在明显的尾椎脱位和左侧偏，治疗重点在肛指六步法的第三步和第四步操作。经治疗，患者腰骶痛即刻消失。予以骶尾椎陈旧性损伤（脱位）中药协定处方 7 剂煎服。

　　医嘱：

　　（1）坐着时，须在硬板凳上加一个软垫，避免尾骨与凳面直接接触，且应保持坐姿端正，避免后倾使得凳面顶触尾骨。

　　（2）开车时方向盘与座位的距离宜近不宜远，以免因踩油门、刹车而牵拉尾骨。

　　（3）健身锻炼时，不宜做深蹲、高抬腿运动，不宜蛙泳，禁止做大跨步压腿动作。

　　（4）1 个月内避免进行剧烈运动（如登山、跑马拉松等）；禁止骑车，避免因震动、过坎等导致再损伤（脱位）。

　　（5）建议半个月内避免夫妻生活。1 周后复诊。

　　1 周后患者未来复诊，也未电话告知有无不适，治疗后的情况不得而知。2021 年 5 月 20 日，其母亲因椎系眩晕来门诊时，说："女儿的腰骶痛完全好了，真是神奇啊！"

【按语】

该案例主诉简单，反复腰骶痛 3 年，怀孕至 5 个月时出现明显腰骶痛，不能久坐，一直居家休养至分娩。有关产后腰痛民间有两种说法，一种是孕妇腰痛是正常现象，生了小孩后就会好的，另一种是再生一个小孩就会好啦！临床上也确实存在这种现象，怀孕中、后期由于胎儿发育长大，孕妇腰椎前倾，负荷增大，腰骶酸痛明显，但如果产后腰骶痛持续存在且加重则另当别论了。患者经 MRI 检查显示腰椎间盘轻度突出，诊断为腰椎间盘突出症，经多种方法治疗，症状反而加重。殊不知其腰椎间盘轻度突出，恰恰是与臀部着地摔跤密切相关，没有"因"哪有"果"呢？临床上要摒弃腰痛就是由腰椎间盘突出引起的这种狭隘的临诊思维。

该患者采用最简单常用的 X 线检查，其"真相"全都要显露出来了。尽管患者否认臀部着地摔跤史，但检查结果证实是尾椎陈旧性损伤、脱位伴有骨折，这是不争的事实。分析患者影像学的表现，正位片显示的耻骨联合分离是孕产所致，常因胎儿过大、胎位不正、难产等原因，导致耻骨间韧带损伤而产生。其两侧骶髂关节密度增高有两种可能，一是胎儿过大使骶髂关节过度分离及不稳定引起摩擦的结果，二是臀部着地摔跤所致，结合两侧髂骨翼不对称，考虑臀部着地摔跤所致的可能性大。尾椎向左偏则与损伤直接相关。侧位片显示骶骨形态正常，Co_2 损伤后脱位，伴有撕脱骨片游离，Co_2 以下未见显影，属于应力性损伤的一种类型，表明应力集中在尾椎，腰椎间盘轻度突出也属于尾椎应力性损伤的结果。

通过全面分析，基本明确了患者尾椎陈旧性损伤、脱位、骨折是引起持续腰骶痛的 I 级"因"；孕产因素"触动"了趋于稳定的陈旧性损伤的尾椎，是引起持续腰骶痛 II 级"因"。从临床角度分析，I 级"因"是无法改变的，II 级"因"才是治疗的关键点。该案与第二案比较分析，致炎、致痛物质对盆腔内组织的刺激不明显，故患者没有漏尿、尿频、便秘等症状。

（四）急性骶尾椎骨折、尾椎脱位案

患者女性，33 岁，衢州人，务农。初诊时间：2020 年 9 月。患者痛苦貌，夹臀碎步行走。

主诉：腰骶疼痛 5 天。

现病史：患者 5 天前下山时不慎滑倒臀部着地，当即感到腰臀剧烈疼痛，在地上躺了 5 分钟后才慢慢爬起来，自己走回家。本以为还可以行走，以后慢慢会好起来的，但在家躺了两天疼痛仍未减轻，于是到当地中医院就诊。X线摄片报告提示 S_5 见透亮线，诊断为"S_5 椎骨骨折"，予活血止痛中药内服，外用膏药敷贴，疼痛仍不见好转，经该院推拿科医生介绍前来门诊。患者否认既往损伤史。

专科检查：患者夹臀行走，跛行，腰脊居中，双下肢等长，腰骶关节压痛不明显，两侧竖脊肌紧张，腰前屈60°，尾骨压痛（++），骶尾椎压痛明显，左下肢较右下肢长约1cm，双侧"4"字试验（+），骨盆分离试验（+），双侧跟臀试验（－），双侧直腿抬高试验（－），双侧踇趾背伸、跖屈试验（－）。

影像学检查：阅自带X线片，骨盆正位片显示 S_5、Co_1 左斜向骨折线清晰，Co_1/Co_2 间隙增宽（图6-39）；侧位片显示 S_5/Co_1 左斜向骨折线存在，未见密度增高，Co_1/Co_2 椎间隙增宽（图6-40）。

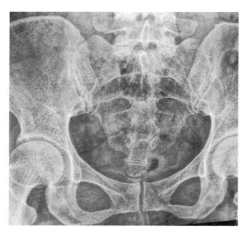

图6-39　S_5/Co_1 斜向骨折，
Co_1/Co_2 间隙增宽

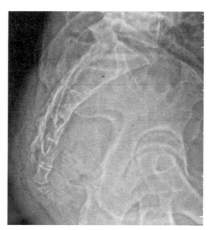

图6-40　S_5/Co_1 斜向骨折，
Co_1/Co_2 间隙增宽

诊断：S_5/Co_1 椎体骨折；Co_1/Co_2 椎脱位。

推拿治法：采用肛指六步法治疗（一探二揉三纠偏，四按五理六上推）。操作方法同前。

经治疗，患者腰骶痛、跛行消失，行走自如。予以骶尾椎陈旧性损伤（脱位）中药协定处方14剂煎服。

医嘱：

（1）坐着时，须在硬板凳上加一个软垫，避免尾骨与凳面直接接触，且应保持坐姿端正，避免后倾使得凳面顶触尾骨。

（2）开车时方向盘与座位的距离宜近不宜远，以免因踩油门、刹车而牵拉尾骨。

（3）健身锻炼时，不宜做深蹲、高抬腿运动，不宜蛙泳，禁止做大跨步压腿动作。

（4）1个月内避免进行剧烈运动（如登山、跑马拉松等）；禁止骑车，避免因震动、过坎等导致再损伤（脱位）。

（5）建议半个月内避免夫妻生活。2周后复诊。

二诊：患者未按时复诊。2020年10月28日，当地中医院推拿科医生来电，患者经1次治疗腰骶痛已消失，一天前因跳健身操锻炼，深蹲幅度过大，又出现骶尾疼痛，询问笔者是否需要再复位1次。第二天患者前来复诊，专科检查显示腰前屈90°，尾骨压痛（＋），双侧"4"字试验（－），骨盆分离试验（－），考虑再次出现症状与深蹲幅度过大有关，经肛指六步法治疗骶尾痛症状消失。委托当地中医院推拿科医生半年后摄片复查，半年后医生告知患者骨折已愈合。

【按语】

该案例是本团队迄今为止遇到的成年人中唯一一例急性骶尾椎骨折患者，且损伤史明确，骨折线清晰，符合急性骨折诊断。但患者同时存在的尾椎损伤（脱位）是否与本次损伤直接相关还难以明确，从 Co_1/Co_2 关节间隙清晰度分析，不排除陈旧性损伤（脱位）的可能性。假设患者有既往臀部着地摔跤史，应该考虑其 Co_1/Co_2 脱位属于初次损伤的可能性大。

该案例诊治经过表明，对于急性骶尾椎骨折患者，同样适用肛指六步法，且经一次治疗后相关症状能明显改善。这是为什么？其实道理很简单，急性骶尾椎骨折、脱位如同肢体骨折、脱位一样，骨折对位对线好了，脱位复位了，就能加快局部瘀血吸收，促进骨折愈合，致痛、致炎物质消散，疼痛及其他相关症状也会随之改善。患者经1次治疗腰骶痛、跛行等症状消失，表明肛指六步法同样适用于急性骶尾椎骨折的治疗。必须指出的是，当地医院对 Co_1 骨折的遗漏，提示我们临床读片能力要继续提高，以免漏诊、误诊。

该案例的诊治经过也反映出医嘱的重要性。该患者未遵守医嘱，从当地医生的来电中获悉，肛指六步法治疗后1个月，患者相关症状基本消失，因未遵守医嘱第2点中的"不宜做深蹲、高抬腿动作"，导致腰骶疼痛再次复发，这提示我们一份好的医嘱固然重要，但严格遵守医嘱更重要，验证了中医学"瘥后防复"思维的重要性。

（五）尾椎陈旧性脱位伴反复肠胀气案

患者女性，67 岁。初诊时间：2019 年 11 月。患者痛苦、无奈、焦虑貌。

主诉：反复腰骶痛、腹胀 20 余年，加重 1 周。

现病史：患者反复腰骶痛、腹胀 20 余年，劳累后明显，休息后可缓解。自绝经后经常性不明原因腹胀、便溏、大便次数增多，日解 3 ~ 4 次，在多家医院诊治后疗效不明显。询问病史了解到患者饮食偏素，喜食瓜果类、豆制品。半个月前听了一场老年保健讲座，说老年人应多喝点牛奶，可以延缓骨质疏松，就买了 1 箱纯牛奶，喝了以后 1 周前腰骶痛加重，腹胀越来越明显。患者由女儿陪同就诊。否认臀部着地摔跤史。

体格检查：夹臀行走，腹软，略膨隆，未触及包块，无明显压痛。腰椎右侧弯，左竖脊肌紧张，左侧椎旁压痛（+），双下肢等长，腰前屈 75°，尾骨压痛（++），双侧跟臀试验（-），双侧"4"字试验（+），双侧直腿抬高试验（-），双侧蹈趾背伸、跖屈试验（-），病理反射未引出。

影像学检查：予以腰椎正侧位 + 骶尾椎正侧位摄片，腰椎正位片显示腰椎右侧弯，肠腔内胀气明显（图 6-41）；腰椎侧位片显示 L_4 前滑移 I°，L_1 椎体楔形改变明显，提示压缩性骨折，Co_2、Co_3 全脱位伴移位，肠胀气显现（图 6-42）；骶尾椎正位片显示盆腔内胀气充盈（图 6-43）；骶尾椎侧位片显示 Co_2、Co_3 后脱位伴移位（图 6-44）。

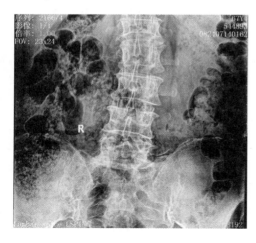

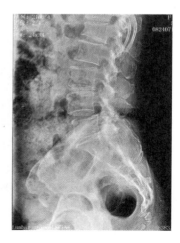

图 6-41　腰椎右侧弯，升结肠、降结肠　　图 6-42　L_4 前滑移 I°，L_1
　　　　　腔内明显气体充盈　　　　　　　压缩性骨 Co_2、Co_3 后脱位
　　　　　　　　　　　　　　　　　　　　　　伴移位，肠胀气显现

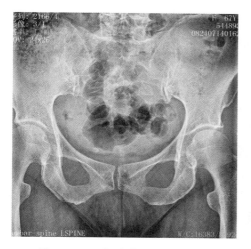

图 6-43　盆腔内肠胀气明显

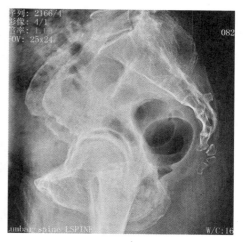

图 6-44　L_4 前滑移，Co_2/Co_3
后脱位伴移位，肠腔内胀气

诊断：尾椎陈旧性脱位伴移位；L_1 压缩性骨折（陈旧性）；L_4 前滑移 Ⅰ°；腰椎侧弯；肠胀气（重度）。

推拿治法：鉴于患者反复腰骶痛，针对尾椎陈旧性脱位伴移位，采用肛指六步法治疗（一探二揉三纠偏，四按五理六上推），以第四步和第五步为操作重点。操作方法同前。

经 1 次治疗，患者腰骶痛症状明显减轻。建议患者采用仰卧位睡姿，在臀部垫枕以矫正 L_4 前滑移，予以骶尾椎陈旧性损伤（脱位）中药协定处方 7 剂煎服。

医嘱：

（1）停饮牛奶，少食豆制品、土豆、南瓜之类的食物，多吃点新鲜蔬菜等。

（2）坐着时，须在硬板凳上加一个软垫，避免尾骨与凳面直接接触，且应保持坐姿端正，避免后倾使得凳面顶触尾骨。

（3）健身锻炼时，不宜做深蹲、高抬腿运动，不宜蛙泳，禁止做大跨步压腿动作。

（4）1 个月内避免进行剧烈运动（如登山、跑马拉松等）；禁止骑车，避免因震动、过坎等导致再损伤（脱位）。

（5）适宜采用仰卧位睡姿，在胸腰椎下垫个枕头，以缓解竖脊肌紧张。1 周后复诊。

二诊：按时复诊，患者行走自如，自诉腰骶痛基本消失，腹胀减轻，但饭后腹胀仍存在，有矢气但比较少，大便一日2次，基本成形。尾骨压痛（±），左竖脊肌紧张，椎旁压痛仍存在，余体征（－），考虑可能与腰椎侧弯、L_1椎体楔形改变有关，予以胸腰推拿治疗，续服协定处方中药7剂。

推拿治法：

（1）常规治疗：患者取俯卧位，用擦法、按法、揉法在胸腰椎两侧膀胱经交替操作，以缓解竖脊肌紧张，时间约为5分钟。

（2）针对性治疗：体位同上，在胸腰椎两侧的关节突部位，用拇指罗纹面着力逐节段向上推按，以松解关节突关节，左、右各推按3遍。

（3）拉腿式扳法：患者取侧卧位，术者站在患者背后，用一手按于胸腰椎相应节段，另一手握住患者向上侧的足踝部向后拉，按拉同步逐节操作，左、右各操作1次，以调整关节突关节。

（4）腰椎旋转扳法：患者取侧卧位，采用常规旋转扳法，左、右各1次，以缓解竖脊肌紧张。

（5）擦法治疗：在胸腰椎两侧膀胱经涂上三辛椒膏（自制），用掌擦法操作，以透热为度，起到舒筋活血的作用。

治疗结束，患者感觉通气多了，腹胀明显减轻，继续按此法隔日治疗1次。随访2年未复发。

【按语】

该案例以反复腰骶痛、腹胀20余年，加重1周就诊。自诉绝经后经常出现不明原因的腹胀、便溏，大便次数增多，日解3～4次，是否与绝经有关无法考证。从患者的饮食习惯来看，喜欢吃瓜果类、豆制品之类的食物，喝牛奶后腹胀症状加重查。查阅相关资料显示，豆制品类，以及高淀粉类食物，如土豆、南瓜、芋头、红薯等，易刺激胃肠道而产生过多气体，引起胃肠胀气。对牛奶中的乳糖不耐受者也容易出现腹胀、腹泻，故在首诊时已作交代。

从该案例影像学检查结果分析，尾椎陈旧性脱位伴移位、L_1椎体楔形改变、L_4前滑移Ⅰ°、腰椎侧弯等，属于原发病理改变，而肠胀气属于继发病理改变。尽管患者否认臀部着地损伤史，但这是不争的事实。患者反复腰骶痛、腹胀的症状几近同期出现，加重1周，两者之间也存在因果关系。腰椎损伤引起的病理改变，通过内脏神经刺激相应支配的脏器，可促使肠蠕动减慢而导致肠胀气，而尾椎陈旧性脱位刺激直肠促使肠蠕动增快，导致便溏、大便次数增多的可能性也存在。我们本着先破一环的原则，采用肛指六步法治疗，配合协定中药处方治疗，以缓解腰骶痛症状，结果如愿，而后再针对胸腰椎病理改变进行相应的推拿治疗，最终达到了预期效果。

　　该案例在诊疗过程中贯穿了"症因相关"的思维，即症从何来：一是针对患者的腹胀症状，询问其饮食习惯，得知喜好的食物均易引起肠胀气，故提醒少食此类食物，停服牛奶；二是专科检查分析仔细，患者脊柱侧弯，明确由尾椎损伤（脱位）所致；三是影像学检查一步到位，予以腰椎正侧＋骶尾椎正侧位摄片，结果显示尾椎损伤脱位伴移位，L_1 压缩性骨折，Co_2、Co_3 后脱位伴移位，肠胀气明显，明确尾椎陈旧性损伤（脱位）的诊断；四是治疗步骤及方法得当，本着"先破一环"的治疗原则，针对尾椎陈旧性脱位伴移位，采用肛指六步法治疗，以缓解腰骶痛为先，再行胸腰部推拿，以调整胸腰椎关节突关节，减轻神经刺激对肠道的影响，改善肠胀气症状，而非通过腹部推拿来改善肠胀气。此所谓"诊病如侦探，治病如剿匪"也。

四、男性骶尾椎损伤（脱位）医案

（一）尾椎陈旧性损伤（脱位）伴长短腿案

　　患者男性，31 岁。初诊时间：2020 年 10 月。患者痛苦、焦虑、无奈貌。

主诉：腰骶痛伴长短腿 3 年余。

现病史：患者 3 年前下蹲搬重物转身时腰部扭伤，腰骶剧烈疼痛，不能行走，由同事送至医院急诊，诊断为"急性腰扭伤"，予以三七伤药片、布洛芬内服，云南白药喷剂外用，伤膏敷贴治疗，半个月后腰骶痛减轻，但出现骨盆倾斜，长短腿，跛行。3 年来腰骶酸胀痛反复发作，经针灸、推拿、理疗、康复等治疗，症状改善不明显。

专科检查：胸腰椎平坦，背曲消失，身体向左倾斜（图 6-45），两侧竖脊肌紧张明显，腰椎右侧屈、左旋活动受限。

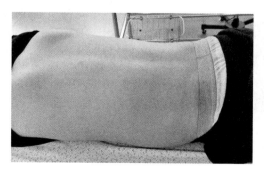

图 6-45　腰椎向左侧弯轻度，胸腰椎平坦

影像学检查：自带骨盆片显示骨盆倾斜，两侧髂骨翼不对称，右侧较左侧高约 1cm（图 6-46）。腰骶关节压痛（＋），腰部活动正常，双侧跟臀试验（－），双侧直腿抬高试验（－），双侧"4"字试验（＋），双侧蹰趾背伸、跖屈试验（－），双侧下肢浅感觉无异常。仰卧位右下肢长 2cm（图 6-47），俯卧位左下肢长 2cm（图 6-48），患者仰卧位与俯卧位长短腿交替性改变原因不明。

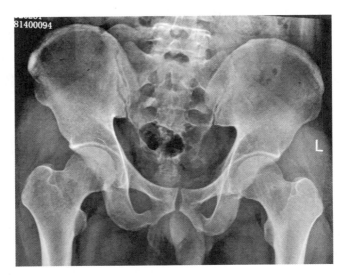

图 6-46　骨盆倾斜，右侧髂骨翼较左侧髂骨翼高约 1cm

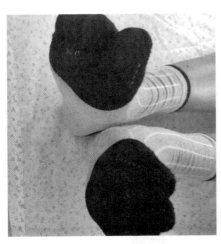

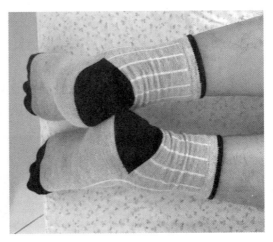

图 6-47　仰卧位，右下肢较
　　　　左下肢长 2cm

图 6-48　俯卧位，左下肢较
　　　　右下肢长 2cm

初步诊断：原因不明性长短腿。

推拿治法：鉴于患者腰椎向左轻度侧弯，胸腰椎平坦，腰骶关节压痛（+），双侧"4"字试验（+），予以腰骶部常规推拿，采用腰椎斜扳法、骨盆旋转扳法，腰骶部采用自制"三辛椒膏"擦法透热等治疗。治疗后患者腰骶痛减轻，骨盆倾斜、长短腿稍有改善。

医嘱：建议仰卧位腰下垫枕（压实约 3cm）以矫正腰椎生理曲度，两天后复诊。

二诊：患者腰骶痛有改善，腰部活动正常，步态、长短腿改善不明显，尾骨压痛（++）。予以骶尾椎正侧位摄片，正位片显示两侧髂骨翼基本对称，尾椎右偏，S_5 纵向骨折（陈旧性）（图 6-49）；侧位片显示 Co_1/Co_2 间隙增宽，Co_2 全脱位，呈 90°（图 6-50）。

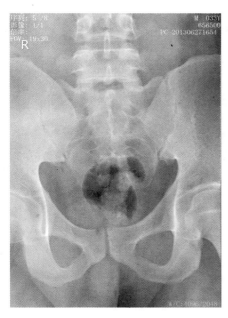

图 6-49　两侧髂骨翼对称，尾椎右偏，S_5 纵向骨裂（陈旧性）

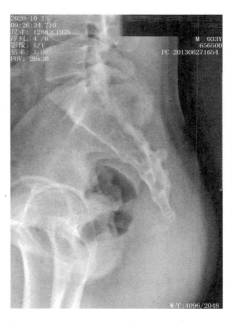

图 6-50　Co_1/Co_2 间隙增宽，Co_2 全脱位呈 90°

修正诊断：尾椎陈旧性损伤（脱位）；S_5 陈旧性骨折。

推拿治法：采用肛指六步法治疗（一探二揉三纠偏，四按五理六上推）。操作方法同前。该案治疗重点在第五步"理"，以期舒筋活血，理筋通络，理顺脱位部位与周围组织的关系，促进炎性渗出的吸收，减少对骶尾部的刺激。

经治疗，患者腰骶痛明显减轻，步态轻盈。予骶尾椎陈旧性损伤（脱位）中药协定处方 7 剂内服。

医嘱：

（1）坐着时，须在硬板凳上加一个软垫，避免尾骨与凳面直接接触，且应保持坐姿端正，避免后倾使得凳面顶触尾骨。

（2）开车时方向盘与座位的距离宜近不宜远，以免因踩油门、刹车而牵拉尾骨。

（3）健身锻炼时，不宜做深蹲、高抬腿运动，不宜蛙泳，禁止做大跨步压腿动作。

（4）1个月内避免进行剧烈运动（如登山、跑马拉松等）；禁止骑车，避免因震动、过坎等导致再损伤（脱位）。

（5）继续采用仰卧位睡姿，在腰下垫枕，建议1个月内避免夫妻生活。

三诊：患者腰骶痛明显减轻，步态正常，骶尾部仍有酸痛，尾骨压痛（±），长短腿完全消失（图6-51、图6-52）。

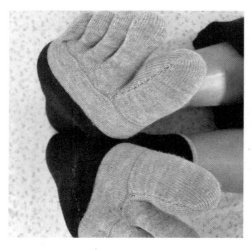 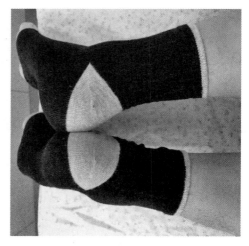

图 6-51　仰卧位，双下肢等长　　　图 6-52　俯卧位，双下肢等长

鉴于患者 S_5 陈旧性骨裂，尾椎陈旧性损伤伴脱位，以骶尾部治疗为重点，采用按揉法、指摩法、三辛椒膏擦法治疗，配合腰骶部常规推拿，经两次治疗症状完全消失。随访1年腰骶痛无复发。

【按语】

该案例患者因搬重物转身扭腰受伤，导致腰骶痛、长短腿持续3年余，病因明确。外院诊治经过诉述详细，但其症状与病因之间不符点较多。一是骶尾椎正位片显示两侧髂骨翼右高左低，双下肢应该是右短左长，为什么反而右长左短？二是患者仰卧时下肢右长左短，俯卧时应该也应该是右长左短，为什么反而出现左长右短的情况？出现这种反差的原因是什么？三是初诊时患者的髂骨翼右高左低，经 1 次推拿治疗两侧髂骨翼对称，为什么长短腿却没有改变？四是采用肛指六步法治疗 1 次后，为什么仰卧、俯卧时双下肢等长了？

经过对患者症状、体征及影像学检查结果的分析，我们对患者进行了二次影像摄片，结果显示 S_5 纵向骨折痕，Co_1/Co_2 间隙增宽，Co_2 全脱位，呈 90°，提示损伤、脱位均属陈旧性。患者腰骶痛、骨盆倾斜、长短腿等表现，与搬重物转身时触发陈旧性损伤愈合基础上的二次损伤有关，长短腿是采用自我保护性姿势的结果。

（1）关于骨盆倾斜：髂骨翼右高左低不对称，是在骶尾椎陈旧性损伤的基础上，下蹲搬重物转身受到二次损伤后，身体为缓解疼痛形成的本能性自身保护姿势，出现了假性骨盆倾斜，通过常规推拿、腰椎斜扳法，骨盆旋转扳法治疗，纠正腰椎后关节失稳状态，缓解肌紧张，使骨盆倾斜得以纠正，但双下肢交替性长短腿未能改善，表明长短腿与骨盆倾斜没有关联性。

（2）关于长短腿：鉴于骨盆矫正后长短腿仍未能改善，在二诊时再行专科检查，发现尾骨压痛（++），予以腰椎＋骶尾椎正侧位摄片，显示 L_1 轻度楔形改变（压缩性骨折），Co_1/Co_2 间隙增宽，Co_2 全脱位呈 90°，S_5 纵向骨裂，与自带骨盆片对照，发现自带片即有 S_5 纵向骨裂存在（漏诊）。本着治"因"为先的原则，予以经肛指六步法治疗后，双下肢在仰卧位、侧卧位均等长。分析其交替性长短腿形成的原因，当为骶尾椎二次损伤，与骨盆倾斜无相关性。患者搬重物时转身不慎，牵涉骶尾椎造成二次损伤，使已愈合的骶尾椎的稳定性遭到破坏，炎性渗出刺激持续存在，当体位改变时，会对不同侧造成刺激，进而形成保护性姿势，是引起体位改变时出现交替性长短腿的真正原因。

分析该案例的诊治经过，一是初诊时，自带的骨盆平片因盆腔内气体的原因，骶尾椎显示不佳造成漏诊，如果发现了 S_5 纵向骨折，则会考虑重新进行骶尾椎摄片检查，以明确诊断。二是患者被腰骶痛、长短腿困扰 3 年，多方求医疗效不明显，情绪不佳，易引起患者反感而导致医患矛盾。三是通过再次摄片检查，明确了骶尾椎陈旧性损伤（脱位），S_5 纵向骨裂，初步判断 S_5 骨折与尾椎陈旧性损伤（脱位）同期发生。在该案例诊治过程中，我们始终以审症求"因"、治"因"为先为原则，故而奏效。

（二）骶尾椎陈旧性损伤（脱位）伴胸椎压缩性骨折案

患者男性，54 岁，嘉兴人。初诊时间：2020 年 3 月。患者躬背行走，痛苦貌。

主诉：反复腰背、臀腿痛 10 余年，加重半个月。

现病史：患者 10 余年来腰背痛、臀腿痛交替性反复发作，伴消化不良，大便不成形，发作时到村卫生室配点止痛药、助消化药口服后症状可缓解。半个月前因臀腿痛急性发作，双下肢放射性痛、麻到某医院就诊，MRI 检查显示腰椎间盘突出，以"腰椎间盘突出症"收入院。经保守治疗 2 周症状改善不明显，建议手术治疗，患者不同意手术，遂由该医院介绍前来门诊。

专科检查：患者背曲增大（俗称"罗锅背"），两侧竖脊肌紧张，胸椎棘旁压痛，腰椎生理曲度存在，骶骨后翘明显，尾椎压痛（++），双下肢等长，跟臀试验（－），骨盆分离试验（±），双侧直腿抬高试验（－），"4"字试验（±），双侧踇趾背伸、跖屈试验（－），双下浅感觉对称，膝反射、跟腱反射无特殊。

影像学检查：自带骶尾椎侧位片显示 S_5 陈旧性损伤伴发育不全，尾椎粘连，成角 90°（图 6-53）；胸椎侧位片显示 $T_6 \sim T_{11}$ 椎体压缩性改变，T_6 椎体前缘 15.21mm，后缘 22.28mm，T_8 椎体前缘 17.09mm，后缘 23.66mm，T_{11} 椎体前缘 20.14mm，后缘 26.64mm，T_7、T_9、T_{10} 椎体均低于 T_5 高度，提示均匀性压缩骨折（图 6-54）。追问小时候是否曾臀部着地摔跤，患者回忆起小时候曾因路面积冰滑倒而臀部着地，当时不能走路，在家躺了 10 余天才慢慢好起来。

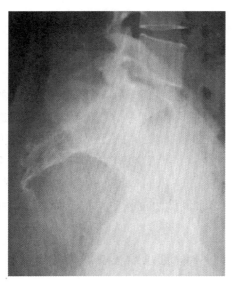

图 6-53 S_5 陈旧性损伤伴发育不全，
尾椎粘连，成角 90°

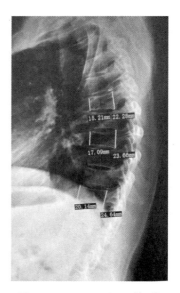

图 6-54 $T_6 \sim T_{11}$ 椎体
压缩性改变

诊断：S$_5$陈旧性损伤伴萎缩；骶尾椎陈旧性损伤（脱位）伴粘连；胸椎陈旧性压缩性骨折。

推拿治法：建议住院进一步检查明确诊断及治疗，患者拒绝。鉴于患者腰背痛、臀腿痛，双下肢放射性痛、麻症状明显，治疗方案拟分两步进行，先行骶尾椎治疗，以缓解臀腿痛及下肢放射痛症状，后行腰背部治疗，以缓解腰背痛及相关症状。

采用肛指六步法治疗（一探二揉三纠偏，四按五理六上推）。操作方法同前。

经治疗，患者臀腿痛，双下肢放射性痛、麻明显减轻。予骶尾椎陈旧性损伤（脱位）中药协定处方7剂口服。

医嘱：

（1）建议采用仰卧位睡姿，在背部垫枕以矫正背曲过大的问题。

（2）坐着时，须在硬板凳上加一个软垫，避免尾骨与凳面直接接触，且应保持坐姿端正，避免后倾使得凳面顶触尾骨。

（3）开车时方向盘与座位的距离宜近不宜远，以免因踩油门、刹车而牵拉尾骨。

（4）健身锻炼时，不宜做深蹲、高抬腿运动，不宜蛙泳，禁止做大跨步压腿动作。

（5）1个月内避免进行剧烈运动（如登山、跑马拉松等）；禁止骑车，避免因震动、过坎等导致再损伤（脱位）。

（6）建议半个月内避免夫妻生活。1周后复诊。

二诊：患者下肢放射性疼痛、麻木症状已完全消失，臀腿痛明显好转，腰背痛症状有改善，以局部治疗为主。

具体推拿治法如下。

（1）胸段常规推拿：患者取俯卧位，在其胸段椎体楔形改变相应节段上下两侧用㨰法往返操作3～5分钟，以缓解相应节段竖脊肌紧张。

（2）推按法：患者取俯卧位，用拇指在椎体楔形改变相应节段两侧的关节突关节向上顶推，边推边按，推按结合，由上至下逐节段操作，两侧关节突关节各推按3～5遍，使关节突关节松解。

（3）错动整复法：患者取俯卧位，术者将两手鱼际肌分别置于患者胸段椎体楔形改变相应节段的两侧，近胸侧用小鱼际侧着力，对侧用大鱼际肌侧着力，先自上而下，后自下而上操作2遍，以松解关节突关节痉挛。

（4）抱颈提胸法：患者取立位屈颈，双手十指相扣置于后颈部，术者站于患者背后，双手十指相扣抱紧患者双肘部，瞬间用力向上提升脊柱，可闻及"咯、咯"的声响，以促使关节突关节松解。一般操作1次，必要时可再重复操作1次。

（5）擦法操作：在胸椎两侧膀胱经涂上三辛椒膏（自制），用掌侧擦法操作，以透热为度，起到舒筋活血的作用。

治疗结束，患者感觉腰背部轻松，疼痛明显减轻。续以骶尾椎陈旧性损伤（脱位）中药协定处方7剂口服，嘱其1周后复诊。1周后患者来电称症状基本消失了，再观察几天看看，如有不适再来复诊。随访一年半未复发。

【按语】

该案例患者腰背、臀腿痛10余年，加重半个月，在当地医院就诊，做MRI检查显示腰椎间盘突出，以腰椎间盘突出症收住入院（患者口述），经保守治疗2周症状改善不明显，建议其手术治疗，患者不同意手术，故来我院门诊就诊。患者提供的2张X线片显示S_5陈旧性损伤伴发育不全，尾椎粘连，呈90°，$T_6 \sim T_{11}$椎体压缩性改变。这是本团队见到的唯一一例骶尾椎损伤导致$T_6 \sim T_{11}$椎体压缩性骨折的案例。临床上骶尾椎损伤（脱位）患者的椎体压缩性骨折多见于胸腰段，单纯胸椎压缩骨折十分罕见，两者之间是否存在关联难以确定。当地医院经MRI检查诊断为腰椎间盘突出症，虽未见影像资料，但有一点可以明确，影像学显示腰椎间盘突出必须与临床体征相符才有诊断价值。

下面来分析椎体压缩性骨折（楔形改变）是怎样造成的。根据力学原理中的作用力与反作用力定律，患者臀部着地摔跤形成向上的作用力，而自身体重有向下的作用力，两个不同方向的作用力作用于椎体时，会产生椎体的楔形改变，医学上称之为压缩性骨折。当这种作用力作用于脊柱时，由于人所处的体位或应急反应不同，发生椎体压缩性骨折的节段也各不相同。可见，椎体压缩性骨折的患者一定有臀部着地损伤史，其损伤一般以腰椎椎体为多见，其次是胸腰段椎体。该案例仅发生于胸椎非常少见，但也不排除腰椎也存在椎体楔变，或受挤压导致椎间盘突出或膨出的情况。结合案例分析，患者体格检查结果均不符合腰椎间盘突出症的手术指征，因此手术并非首选治疗方法。该案例给我们的启示是腰椎间盘突出症必须结合临床体征才能明确诊断，不能仅将影像学检查结果作为诊断依据。

从该案例患者自带的影像学资料分析，患者存在S_5陈旧性损伤、发育不全，尾椎粘连，呈90°，推测该患者骶尾椎损伤在10岁以前，而$T_6 \sim T_{11}$椎体压缩性骨折与骶尾椎损伤构成相关性。患者本次出现的臀腿痛急性发作，以及双下肢放射性痛、麻的症状，与骶尾椎陈旧性损伤、粘连的二次损伤有关；消化不良、大便不成形与胸椎陈旧性压缩骨折有关。从脊神经分布的角度分析，胃肠道由 $T_7 \sim T_{11}$ 脊神经内脏支支配，胸椎多节段压缩性骨折引起胃肠功能紊乱的可能性大。通过上述分析，根据"症急为先"的原则，初诊先针对尾椎陈旧性损伤进行肛指六步法治疗，以减少炎性渗出物的刺激，缓解腰、臀、腿痛急性症状为主。二诊针对消化不良、大便不成形，对胸椎陈旧性压缩骨折的相应节段进行治疗，结合抱颈提胸法操作，纠正关节突关节紊乱，缓解对胃及肠道的刺激，从而使症状得到改善。该案例对我们的启示是审症求"因"很重要，对"因"治疗是关键。

（三）尾椎陈旧性损伤（脱位）伴肠胀气案

患者男性，33 岁。初诊时间：2019 年 10 月 15 日。患者焦虑、无奈貌。

主诉：腰背痛、腹胀、便次增多 3 年，加重 1 个月。

现病史：患者 3 年前不明原因出现腹胀，开始时没有引起注意，后来腹胀越来越明显，并出现持续腰背酸痛，大便次数增多、质黏，一天解 3 ～ 4 次仍有便意。曾到某医院消化内科就诊，做过钡餐造影未见异常，考虑胃肠蠕动减慢，予以多潘立酮、西沙比利等促进胃肠蠕动药口服，服药期间症状有减轻，但停药后腹胀如前，心情非常焦虑，经朋友介绍前来门诊。患者否认摔跤史。

专科检查：患者形体消瘦，腹部稍膨隆，腹软，无压痛，脊柱居中，背曲下移，胸腰段竖脊肌紧张，脊旁压痛，尾骨压痛（++），双下肢体征（-），病理反射未引出。

影像学检查：予以胸腰椎正侧位 + 骶尾椎正侧位摄片，胸腰椎正位片显示脊柱轻度侧弯，升结肠、横结肠、降结肠气体充盈（图 6-55）；胸腰椎侧位片显示背曲下移，T_{12}、L_1 楔形改变（压缩性骨折），肠腔内气体充盈（图 6-56）；骶尾椎正位片显示 S_1 隐性裂，盆腔内、升结肠、降结肠气体充盈，尾椎左偏（图 6-57）；骶尾椎侧位片显示尾椎陈旧性损伤，Co_1 / Co_2 成角 75°，Co_2 以下尾椎萎缩（图 6-58）。

诊断：T_{12}、L_1 陈旧性压缩骨折；尾椎陈旧性损伤（脱位）；S_1 隐性裂；肠胀气。

具体推拿治法如下。

1. 胸腰段推拿治法

（1）胸段常规推拿：患者取俯卧位，在其胸段椎体楔形改变的相应节段上下两侧用擦法往返操作 3 ～ 5 分钟，以缓解相应节段的竖脊肌紧张。

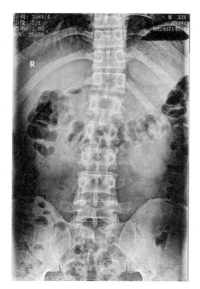

图 6-55　T_{12}、L_1 轻度侧弯，升结肠、横结肠、降结肠气体充盈

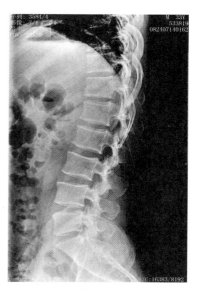

图 6-56　背曲下移，T_{12}、L_1 压缩性骨折，肠横腔气体充盈

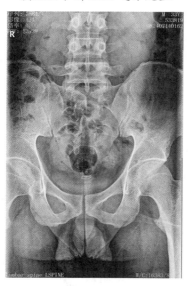

图 6-57　S_1 隐性裂，盆腔内、升结肠、降结肠气体充盈，尾椎左偏

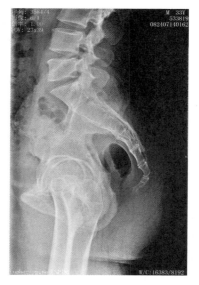

图 6-58　尾椎陈旧性损伤，Co_1 /Co_2 成角 75°，Co_2 以下尾椎萎缩

（2）推按法：患者取俯卧位，术者用拇指在椎体楔形改变相应节段两侧的关节突关节向上顶推，边推边按，推按结合，由上至下逐节段操作，两侧关节突关节各推按 3～5 遍，使关节突关节松解。

（3）错动整复法：患者取俯卧位，术者将两手鱼际肌分别置于患者胸段椎体楔形改变相应节段的两侧，近胸侧用小鱼际侧着力，对侧用大鱼际肌侧着力，先自上而下，后自下而上操作2遍，以松解关节突关节痉挛。

（4）抱颈提胸法：患者取立位，双手十指相扣置于后颈部，术者立于患者背后，双手抱住患者双肘部上提，使患者双足离地，左右摇晃3～5次，以整复胸腰椎关节突关节紊乱。

（5）擦法操作：在胸椎两侧膀胱经涂上三辛椒膏（自制），用掌侧擦法操作，以透热为度，舒筋活血。

2. 尾椎陈旧性损伤治法

采用肛指六步法治疗（一探二揉三纠偏，四按五理六上推）。操作方法同前。

经治疗，患者腰背痛明显减轻，腹胀有好转，感觉通气了许多。予骶尾椎陈旧性损伤（脱位）中药协定处方7剂口服。

医嘱：

（1）建议采用仰卧位睡姿，胸腰段垫枕以矫正腰椎曲度。

（2）坐着时，须在硬板凳上加一个软垫，避免尾骨与凳面直接接触，且应保持坐姿端正，避免后倾使得凳面顶触尾骨。

（3）开车时方向盘与座位的距离宜近不宜远，以免因踩油门、刹车而牵拉尾骨。

（4）健身锻炼时，不宜做深蹲、高抬腿运动，不宜蛙泳，禁止做大跨步压腿动作。

（5）1个月内避免进行剧烈运动（如登山、跑马拉松等）；禁止骑车，避免因震动、过坎等导致再损伤（脱位）。

（6）建议半个月内避免夫妻生活。1周后复诊。

二诊：患者自诉上次治疗后第二天腹胀已经消失了，腰背痛也基本消失，大便正常，20天来未出现反复。

专科检查：腹部平软，背曲下移有改善，胸腰段竖脊肌紧张不明显，脊旁压痛（－），尾椎压痛（±），建议腰椎正侧位＋骶尾椎正侧位摄片对照，患者因处于二胎备孕期，只同意摄骶尾椎正侧位片。正位片显示S_1隐性裂，盆腔、升结肠、降结肠气体完全消失，尾椎居中（图6-59）；侧位片显示肠腔内气体完全消失，尾椎陈旧性损伤、Co_1/Co_2成角未改变（图6-60）。

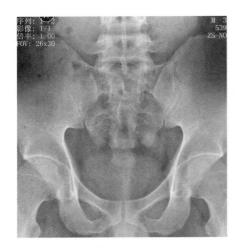 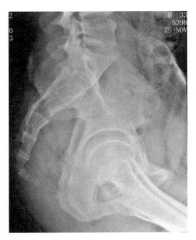

图 6-59　尾椎居中，盆腔内气体　　　图 6-60　肠腔内气体完全消失，
　　　完全消失　　　　　　　　　　　　Co_1/Co_2 成角未改变

患者本次就诊未治疗，随访 2 年未复发，病获痊愈。

【按语】

该案例患者是本团队迄今为止唯一主动要求复查对照的患者，体现了该患者对健康的敬畏。

患者以腰背痛、腹胀、便次增多 3 年，加重 1 个月为主诉就诊，曾做造影检查未见异常，服用促进胃肠蠕动类药物能缓解，停药后即复发。根据其临床症状、体征，予腰椎正侧位＋骶尾椎正侧位摄片检查，显示升结肠、横结肠、降结肠气体充盈明显，T_{12}、L_1 压缩性改变（骨折），尾椎陈旧性损伤、成角畸形。该案例给我们的启示是，准确分析影像学检查结果与症状的相关性是诊断和治疗的关键。

审症求因是正确选择检查项目的基础。根据患者背曲下移，胸腰段竖脊肌紧张，脊旁压痛的体征，考虑可能存在胸腰椎压缩性骨折，而胸腰椎段压缩性骨折引起肠胀气的可能性大。什么原因会引起胸腰椎压缩性骨折？必然是臀部着地摔跤，作用力与反作用力相互作用的结果，且患者尾骨压痛（＋＋），大便次数增多、质黏，可能与尾椎损伤有关，因而选择胸腰椎正侧位＋骶尾椎正侧位摄片，检查结果与上述分析基本吻合。

症因相关是明确诊断的关键。从解剖生理分析，已知支配结肠的神经为 T_{12}～L_3 脊神经的内脏支，而结肠由肠系膜上、下神经丛支配，该神经丛分别盘绕肠系膜上、下血管，所支配的交感神经来自腰部交感神经节，分布于全部结肠，而迷走神经纤维仅分布于脾曲以上的结肠，降结肠、乙状结肠由 L_1～L_4 脊髓节的副交感神经支配。支配结肠的交感神经和副交感神经属于自主神经，主要支配结肠血管，控制结肠平滑肌的舒缩及腺体的分泌。交感神经的作用是使肠腔血管收缩，同时抑制肠道平滑肌运动和腺体分泌；副交感神经则促进肠道平滑肌运动和腺体分泌。由于结肠受交感神经和副交感神经的双重支配，既相互作用，又相互拮抗，当这种相互作用失衡时，则相应症状产生。患者既有胸腰椎压缩性骨折存在，又见尾椎陈旧性损伤，其症状表现符合症因相关的原则。

治因为先是治疗的基本原则。通过审症求因、症因相关分析，患者腹胀、腰背痛、大便次数增多、大便质黏等症状与胸腰椎陈旧性压缩性骨折有关，尾骨压痛（++），以及大便次数增多、质黏等症状则与尾椎陈旧性脱位直接相关，治疗方法也就应因而生。鉴于两处损伤均与其临床症状相关，针对两个部位采用不同的治疗方法，经1次治疗即获得意想不到的疗效，验证了治因为先原则的重要性。

该案例给我们的启示：一是临证要遵循"审症求因"的原则，询问病史要仔细，体格检查要规范，辅助检查要有针对性，审症求因要全面，诊断要符合"症因相关"原则，运用中西医两套理论和方法，结合辅助检查结果、症状、体征，仔细分析"症"与"因"的相符点和不符点，辨清一"因"两"症"，或两"因"一"症"，力求精准诊断，治疗须遵循"治因为先"的原则，本着先"破"一环再说的思维，针对引起症状最大可能的"因"先进行治疗，再根据症状变化或病情发展做出相应的调整；二是患者经一次治疗后症状消失，但影像复查显示尾椎陈旧性损伤、成角仍未改变，表明对骶尾椎陈旧性损伤（脱位）的治疗，并不在于对损伤（脱位）部位的解剖学复位，而在于对损伤（脱位）部位存在的致炎物质及水肿的消除，当然，能够达到解剖学复位是最理想的。

（四）骶尾椎陈旧性损伤（脱位）误诊为腰椎间盘突出症案

患者男性，33岁。初诊时间：2021年1月。患者焦虑、无奈貌。

主诉：腰腿痛急性发作半个月。

现病史：患者于半个月前下蹲起立时不慎扭伤腰部，当时出现腰部疼痛、跛行，第二天出现大腿内侧至小腿内侧放射性痛、麻，曾在某三甲医院骨科就诊，经MRI检查诊断为"腰椎间盘突出症"，后收入院进行保守治疗，予输液脱水、消肿、止痛等对症治疗两周，疼痛减轻，腰部活动基本正常，下肢痛、麻症状改善不明显，建议手术治疗，患者不同意手术，出院后前来门诊。

专科检查：患者脊柱居中，腰部活动轻度受限，腰椎曲度变直，两侧竖脊肌紧张，椎旁压痛不明显，尾骨压痛（++），双侧跟臀试验（-），双侧直腿抬高 75°，骨盆分离试验左侧（＋），"4"字试验左侧（＋），双侧踇趾背伸、跖屈试验（－），双足浅感觉对称，病理反射未引出。

影像学检查：阅自带 MRI 片，T_{12}、L_1 椎体轻度楔形改变，L_3/L_4 轻度突出，硬膜囊受压（图 6-61）。予以骶尾椎正侧位摄片，正位片显示 S_5/Co_1 间隙增宽，尾椎左偏（图 6-62）；侧位片显示 S_5/Co_1 间隙增宽，Co_2 以下粘连（图 6-63）。

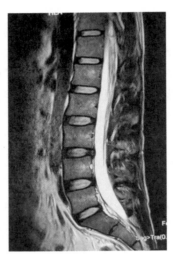

图 6-61　T_{12}、L_1 椎体轻度楔形改变，L_3/L_4 轻度突出，硬膜囊受压

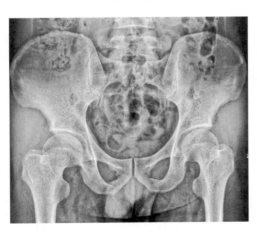
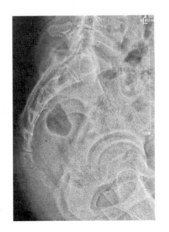

图 6-62　S_5/Co_1 间隙增宽，尾椎左偏　　图 6-63　S_5/Co_1 间隙增宽，Co_2 以下粘连

诊断：骶尾椎陈旧性损伤（脱位）；T_{12}、L_1 压缩性骨折；L_3/L_4 椎间盘突出（轻度）。

推拿治法：采用肛指六步法治疗（一探二揉三纠偏，四按五理六上推）。操作方法同前。

经 1 次治疗，患者左下肢痛、麻症状完全消失，尾骨压痛明显减轻。复查专科检查显示双侧直腿抬高 ≤ 90°，骨盆分离试验（−），双侧"4"试验（−）。予骶尾椎陈旧性损伤（脱位）中药协定处方 7 剂口服。

医嘱：

（1）建议采用仰卧位睡姿，腰下垫枕以矫正腰椎曲度。

（2）坐着时，须在硬板凳上加一个软垫，避免尾骨与凳面直接接触，且应保持坐姿端正，避免后倾使得凳面顶触尾骨。

（3）开车时方向盘与座位的距离宜近不宜远，以免因踩油门、刹车而牵拉尾骨。

（4）健身锻炼时，不宜做深蹲、高抬腿运动，不宜蛙泳，禁止做大跨步压腿动作。

（5）1 个月内避免进行剧烈运动（如登山、跑马拉松等）；禁止骑车，避免因震动、过坎等导致再损伤（脱位）。

（6）建议半个月内避免夫妻生活。1 周后复诊。

1 周后，患者来电称腰腿痛症状完全消失，"我住院半个月，挂了那么多盐水，吃了那么多药，还不如你手法治疗 1 次，真是神了"。

【按语】

该患者因下蹲起立时不慎扭伤腰部，出现腰部疼痛，跛行，第二天出现左侧大腿内侧至小腿内侧放射性痛、麻，外院经 MRI 检查诊断为腰椎间盘突出症，予以常规保守治疗 2 周无效，建议手术治疗。患者在网上查阅腰椎间盘突出症的有关资料，感觉自己不像腰椎间盘突出，于是要求出院寻求保守治疗试试。按照"症因相关"原则对该案例分析如下。

1. 与腰椎间盘突出症的不符点

（1）病因不符：患者仅因做下蹲起立动作后出现腰部疼痛、跛行，按常理来说不太可能导致腰椎间盘突出。

（2）体征不符：椎旁压痛不明显，双侧直腿抬高 75°，双侧下肢浅感觉无改变，双侧踇趾背伸、跖屈试验（−），双足浅感觉对称，病理反射未引出。

（3）放射性痛、麻部位不符：腰椎间盘突出的放射性痛、麻由神经根受压所致，根据神经支配原则，应该表现为沿大腿后侧至小腿前外侧的放射性痛、麻，但患者的表现以大腿内侧至小腿内侧为主，属于闭孔神经所支配的区域。

（4）诊断不符：腰椎间盘突出临床分为膨出型、突出型和脱出型 3 种类型，但患者髓核形态基本正常，仅表现为髓核轻度突出超过椎体后缘，硬膜囊受压，脊髓神经根受压并不明显。

2. 与骶尾骨陈旧性损伤的相符点

（1）尾骨压痛（++），但并非本次扭伤所致。X 线片提示的 S_5/Co_1 间隙增宽、Co_2 以下粘连为陈旧性损伤所致，与本次损伤无明显相关。本案例当属在陈旧性损伤的基础上，因下蹲起立时腰部闪扭诱发的二次损伤。

（2）患者的 T_{12}、L_1 椎体楔形改变，由初次损伤（臀部着地摔跤）所致，即自身重力与臀部着地摔跤时的反作用力作用的结果，与本次闪扭无相关性。

（3）L_3/L_4 轻度突出存在，但脊髓神经根受压症状不明显，排除腰椎间盘突出的可能性。

（4）本次闪腰"触动"了陈旧性损伤，促使致痛、致炎物质渗出刺激了闭孔神经，是导致大腿内侧及小腿内侧痛、麻症状的根本原因。

（5）患者尾骨左偏对闭孔神经产生的刺激，也是不容忽视的因素之一。

现代影像技术的普遍应用为临床诊断提供了重要的客观依据，但是体格检查也是不容忽视的基本功，临床医生既不能单凭影像学检查做出诊断而忽略体格检查，也不能单凭体格检查下定论而忽视影像学检查，两者都不能偏废。

（五）骶尾椎陈旧性损伤（脱位）致腰椎重度增生案

患者男性，22 岁。初诊时间：2019 年 12 月。患者体僵，寡言，痛苦貌。

主诉：反复腰骶痛 10 年，加重 5 天。

现病史：患者反复腰骶痛 10 年余，5 天前骑自行车过坎时因猛烈震动失控，臀部着地摔倒，当即臀骶部疼痛剧烈，行走困难，一瘸一拐到镇卫生院就诊，诊断为"急性腰扭伤"，予以云南白药胶囊内服、扶他林软膏外涂，消炎镇痛膏敷贴等治疗，腰痛有所减轻，现腰部僵硬、骶尾部疼痛明显。

既往史：患者 10 年前与同学一起滑旱冰时曾被人撞倒，有屁股着地摔跤史，休病假 1 周后才去上学。

专科检查：腰椎生理曲度变直，双侧竖脊肌痉挛，压痛明显，腰椎前屈 45°，后伸 10°，左、右侧屈 15°，左、右旋转 15°，尾骨压痛（++）。双侧跟臀试验（+），双侧直腿抬高 60°，双侧"4"字试验（±），双侧踇趾背伸、跖屈试验（−），双足浅感觉对称，病理反射未引出。

影像学检查：予以腰椎正侧位片 + 骶尾椎正侧位摄片。正位片显示腰椎轻度侧弯，$L_1 \sim L_5$ 椎体侧方增生，L_1/L_2、L_2/L_3、L_4/L_5 尤为明显（图 6-64）；侧位片显示腰椎生理曲度消失，腰骶角变小，L_4 轻度前滑移，$L_1 \sim L_4$ 椎体前缘增生，L_1/L_2 楔形改变（图 6-65）。骶尾椎正位片显示腰椎左侧弯，髂骨翼右高左低，L_4/L_5 椎体左侧方增生，尾椎左侧偏，两侧闭孔不对称（图 6-66）；骶尾椎侧位片显示 L_4 轻度前滑移，椎体前缘增生明显，S_5/Co_1 密度增高，Co_1/Co_2 间隙增宽，Co_2 后移位，Co_2 以下显影不清（图 6-67）。

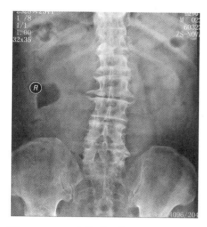

图 6-64　腰椎轻度侧弯，椎体侧方增生，L_1/L_2、L_2/L_3、L_4/L_5 尤为明显

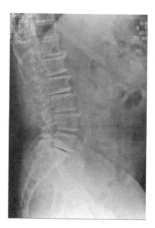

图 6-65　腰椎生理曲度消失，腰骶角变小，$L_1 \sim L_4$ 椎体前缘增生，L_4 轻度前滑移，L_1/L_2 椎体楔形改变

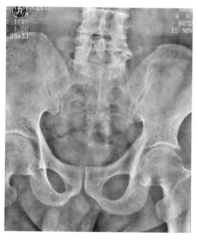

图 6-66　腰椎左侧弯，髂骨翼右高左低，S_5/Co_1、L_4/L_5 椎体左侧方增生，尾椎左侧偏，两侧闭孔不对称

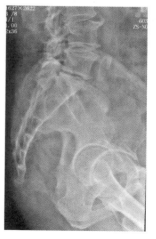

图 6-67　L_4 轻度前滑移，椎体前缘增生，Co_1/Co_2 间隙增宽，Co_2 后移位，Co_2 以下显影不清

诊断：骶尾椎陈旧性损伤（脱位）；腰椎压缩性骨折；腰椎骨质增生。

推拿治法：采用肛指六步法治疗（一探二揉三纠偏，四按五理六上推）。操作方法同前。

治疗结束后，患者即感觉腰骶痛明显减轻，尾骨压痛（±），予骶尾椎陈旧性损伤（脱位）中药协定处方7剂口服。

医嘱：

（1）坐着时，须在硬板凳上加一个软垫，避免尾骨与凳面直接接触，且应保持坐姿端正，避免后倾使得凳面顶触尾骨。

（2）开车时方向盘与座位的距离宜近不宜远，以免因踩油门、刹车而牵拉尾骨。

（3）健身锻炼时，不宜做深蹲、高抬腿运动，不宜蛙泳，禁止做大跨步压腿动作。

（4）1个月内避免进行剧烈运动（如登山、跑马拉松等）；禁止骑车，避免因震动、过坎等导致再损伤（脱位）。

二诊：1周后，患者自诉尾骶痛已基本消失，行走自如，腰骶部痛基本消失，但到下午时仍有点酸痛。复查专科检查显示腰椎生理曲度变直，两侧髂骨翼对称，竖脊肌压痛减轻，腰椎前屈60°，后伸15°，左、右侧屈20°，左、右旋转20°，尾骨压痛（±）。双侧跟臀试验（±），双侧直腿抬高75°，双侧"4"字试验（±）。上述表现考虑与L_1、L_2楔形改变与胸腰段生理曲度变直有关，予以胸腰段常规推拿治疗。

具体推拿治法如下。

（1）胸段常规推拿：患者取俯卧位，术者在其胸段椎体楔形改变的相应节段上下两侧用擦法往返操作3～5分钟，以缓解相应节段竖脊肌紧张。

（2）推按法：患者取俯卧位，术者用拇指在椎体楔形改变相应节段两侧的关节突关节向上顶推，边推边按，推按结合，由上至下逐节段操作，两侧关节突关节各推按3～5遍，使关节突关节松解。

（3）错动整复法：患者取俯卧位，术者将两手鱼际肌分别置于患者胸段椎体楔形改变相应节段的两侧，近胸侧用小鱼际侧着力，对侧用大鱼际肌侧着力，先自上而下，后自下而上操作2遍，以缓解关节突关节痉挛。

（4）抱颈提胸法：患者取立位，双手十指相扣置于后颈部，术者立于患者背后，双手抱住患者双肘部上提，使患者双足离地，左右摇晃3～5次，以整复胸腰椎关节突关节紊乱。

（5）擦法操作：在胸椎两侧膀胱经涂上三辛椒膏（自制），用掌侧擦法操作，以透热为度，舒筋活血。

治疗结束，患者感觉腰背部酸痛基本消失。复查专科检查显示竖脊肌紧张缓解，尾骨压痛（－），腰椎前屈85°，后伸25°，左、右侧屈30°，左、右旋转30°，双侧跟臀试验（－），双侧直腿抬高90°，双侧"4"字试验（－）。

1周后，患者来电告知腰骶痛已消失，腰部活动基本正常，如有不适再来门诊。

【按语】

患者年龄22岁，反复腰骶痛10年，临床上十分罕见。患者因臀部着地摔跤损伤就诊，影像学检查提示 $L_1 \sim L_5$ 椎体均有增生，椎体侧方尤为明显，既往一直认为腰椎骨质增生是中老年人群的常见病、多发病，其病理机制多考虑为人到中年，由于骨代谢功能下降，促使椎体退行性改变，而该患者为青年人，为何出现如此严重的椎体增生？显然，患者的症状用腰椎退行性改变是无法解释的。其一，从临床上看，腰椎退行性改变以中老年人为多见，而患者年仅22岁，与退行性改变高发年龄不符；其二，腰椎退行性改变主要表现为椎体前缘增生明显，而椎体侧方增生极为少见，该患者正值青年期，椎体前缘、侧缘均增生，且椎体侧方增生比椎体前缘更明显；其三，腰椎退行性改变是渐进性发展的，而该患者增生发展之快、程度之重，明显与退行性改变病理机制不符；其四，如果单纯从椎体损伤的角度分析，临床上部分患者椎体压缩性骨折（楔形改变）的程度比该患者严重，但并未出现椎体退行性改变，或者说退变程度没有如此严重，这是值得我们探讨和研究的课题。

已知椎体由骨松质构成，其表面的骨密质很薄（俗称骨皮质），但具有很强的韧性，起到维持椎体形态的作用。脊柱受到纵向垂直反作用力的冲击，是导致椎体楔形改变的主要原因。是否会导致椎体增生取决于两个因素，一是患者是否处于青春发育前期，二是骨密质是否被破坏。如果损伤发生于青春发育前期，且骨密质遭受破坏，则必然导致椎体骨赘形成；如果损伤发生于成年后，即使骨密质遭受破坏，出现增生的可能性仍较小。骨赘形成的部位及累及椎体的多少与骨密质破坏及增生的程度呈正相关。结合病因、病理分析，判断患者受到初次损伤应该是10年前的那次摔跤。该患者本次就诊是在10年前滑旱冰摔跤导致的原发损伤愈合的基础上受到二次损伤所致，影像学检查结果符合陈旧性损伤的特征。

（六）骶尾椎陈旧性损伤（脱位）影响夫妻生活案

患者男性，41岁，居住于海岛。初诊时间：2019年10月。患者焦虑、忧愁貌。

主诉：腰骶酸痛，无夫妻生活 2 年。

现病史：患者 25 岁结婚，婚后夫妻生活和谐，育有 1 女。2 年前不明原因出现性功能障碍，伴腰骶酸痛，双下肢乏力，夫妻关系出现严重危机，患者的心理压力很大，与妻子经常为此事吵架，甚至闹到离婚的地步。患者曾在当地中医及西医医院就医，X 线摄片报告显示腰椎生理曲度存在，未见增生退变，骨盆未见异常，尾椎生理曲度正常，CT、MRI 报告显示腰椎间盘轻度突出，脊髓受压不明显，各项生化指标均属正常范围，诊断为"性功能障碍"，服用各类补肾壮阳药均不见效。1 年前到上海某医院男科、心理科就诊，各种检查结果仍未发现器质性病变，心理测试无异常，诊断为"性功能障碍"（原因不明），经心理疏导结合药物治疗仍未能改善，经人介绍前来门诊。

专科检查：患者发育正常，腰部活动正常。脊柱生理曲度正常，无侧弯，无压痛，尾骨压痛（++），双侧跟臀试验（－），骨盆分离试验（－），双侧"4"字试验（－），双侧直腿抬高试验（－），双侧蹈趾背伸、跖屈试验（－），双下肢浅感觉对称。

影像学检查：阅自带腰椎 CT、MRI 片未见明显异常，骶尾椎侧位片显示 S_5/Co_1、Co_1/Co_2 间隙增宽，成角 45°（图 6-68）。询问患者是否有臀部着地摔跤史，患者回忆起 10 岁的时候放学回家，曾因路滑摔跤而不能行走，同学转告家长后父亲赶来将患者背回了家。

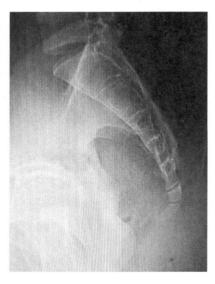

图 6-68　S_5/Co_1、Co_1/Co_2 间隙增宽，成角 45°

诊断：骶尾椎陈旧性损伤（脱位）。

推拿治法：采用肛指六步法治疗（一探二揉三纠偏，四按五理六上推）。操作方法同前。

经肛指六步法治疗，患者当即感到腰部轻松，腰骶痛症状消失，尾骨压痛（－），予骶尾椎陈旧性损伤（脱位）中药协定处方7剂口服。建议1周后复诊。

医嘱：

（1）坐着时，须在硬板凳上加一个软垫，避免尾骨与凳面直接接触，且应保持坐姿端正，避免后倾使得凳面顶触尾骨。

（2）开车时方向盘与座位的距离宜近不宜远，以免因踩油门、刹车而牵拉尾骨。

（3）健身锻炼时，不宜做深蹲、高抬腿运动，不宜蛙泳，禁止做大跨步压腿动作。

（4）1个月内避免进行剧烈运动（如登山、跑马拉松等）；禁止骑车，避免因震动、过坎等导致再损伤（脱位）。

（5）建议半个月内避免夫妻生活。

两天后，医院附近一家礼品店老板拿着一面锦旗站在诊室门口，问哪位是范主任，前一天一位患者委托他制作一面锦旗送过来（图6-69）。后随访2年，未见复发，夫妻生活和谐。

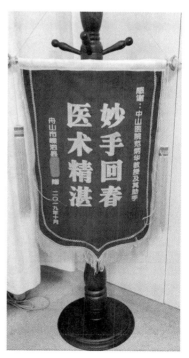

图6-69　患者赠送锦旗

【按语】

该案例是本团队接诊的以夫妻生活不和谐为主诉的首例患者。性功能障碍涉及个人隐私，一般属于性病科诊治范围，而患者直接找推拿科就诊使笔者不得其解，私下询问患者为什么跑到推拿科就诊，患者回答说有位尾骨脱位的朋友来笔者的门诊治疗1次后腰骶痛就好了，连夫妻生活也正常了，于是建议他来试试看，后来果真应验。该案为我们提供了男性骶尾陈旧性椎损伤（脱位）继发性功能障碍的实例，为骶尾椎陈旧性损伤的兼症研究提供了思路。

患者就诊时的有效信息是腰骶酸痛，无夫妻生活2年，专科检查的有效指征为尾骨压痛

（++），影像学检查显示 S_5/Co_1、Co_1/Co_2 间隙增宽，提示骶尾椎陈旧性损伤（脱位）。骶尾椎损伤为什么会影响夫妻生活？本团队考虑可能与盆腔尾丛神经有关。尾神经前支与 S_5 神经前支形成尾丛，S_4 神经前支的小部分加入尾丛，并与椎旁交感神经干下方纤维吻合，从骶管裂孔穿出，在骶骨角下侧绕骶骨外侧转向前，穿尾骨肌至骨盆，分布于尾骨肌盆面（图6-70）。阴茎勃起的状态如何受盆腔内交感神经和副交感神经的双重支配，当副交感神经兴奋为主导时，引起阴茎螺旋动脉伸展扩张充血，白膜紧张而使静脉回流阻滞，阴茎则勃起坚挺；当交感神经兴奋为主导时，则使动脉血管收缩，减少或阻止充血，阴茎不能勃起或挺而不坚。此外，位于会阴部的球海绵体肌也受骶丛神经支配，性兴奋时该肌收缩压迫阴茎静脉回流，对阴茎的勃起坚挺也起到一定的作用。当骶尾椎陈旧性损伤（脱位）部位遭受二次损伤，使首次损伤愈合的稳定性被打破时，可引起损伤局部致痛、致炎物质渗出并持续存在，副交感神经受刺激使其功能受影响，导致勃起障碍，当致痛、致炎物质消退时，其功能也随之恢复。

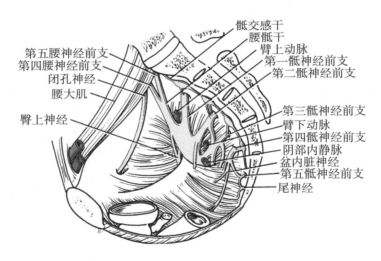

图6-70 骶丛和尾丛神经分布图

五、骶尾椎陈旧性损伤（脱位）伴内固定术后医案

（一）骶尾椎陈旧性损伤（脱位）伴腰椎内固定术后案

患者女性，64岁。初诊时间：2019年11月。患者弓背碎步行走，痛苦、忧愁貌。

主诉：腰骶痛急性发作 3 天。

现病史：患者 3 天前因侧身弯腰拿东西不慎扭伤腰部，出现腰骶疼痛难忍，直不起腰，在家躺了 3 天后疼痛有所缓解。

既往史：30 多年前有过 1 次严重的摔跤史，请病假休息半个月就上班了，当时小孩正上小学也没养好，此后腰骶酸痛反复发作，且越来越严重，有时腰都直不起来。3 年前在某医院拍 X 线片，提示 L_4 椎体前滑移 > Ⅰ°，行内固定手术，术后恢复良好，腰骶痛明显减轻。

专科检查：腰骶部手术瘢痕愈合良好，脊柱居中，腰椎生理曲度变直，两侧竖脊肌紧张，无明显压痛，腰椎前屈 60°，后伸 10°，左、右侧屈 15°，左、右旋转 20°，尾骨压痛（++），双侧跟臀试验（−），双侧直腿抬高 75°，双侧"4"字试验（+），骨盆分离试验（±），双侧拇趾背伸、跖屈试验（−），双下肢浅感觉对称，病理反射未引出。

影像学检查：予以骶尾椎正侧摄片，骶尾椎正位片显示腰椎居中，两侧髂骨翼基本对称，内固定无松动、位移现象，耻骨联合居中，两侧闭孔对称（图 6-71）；骶尾椎侧位片显示内固定良好，尾骨形态基本正常，S_5/Co_1、Co_1/Co_2 间隙增宽，Co_2 以下陈旧性粘连（图 6-72）。

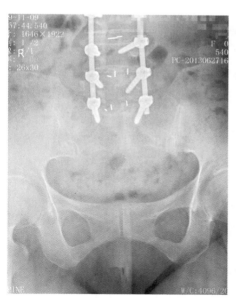
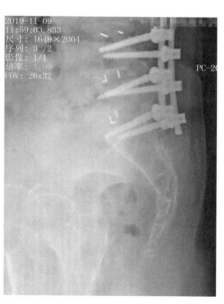

图 6-71　腰椎居中，内固定无松动　　图 6-72　内固定良好，S_5/Co_1、
　　　　　　　　　　　　　　　　　　　　　　Co_1/Co_2 间隙增宽

诊断：腰骶椎内固定术后；骶尾椎陈旧性损伤（脱位）。

推拿治法：采用肛指六步法治疗（一探二揉三纠偏，四按五理六上推）。操作方法同前。

经肛指六步法治疗，患者即感腰骶痛明显减轻，腰背挺直，行走自如，予以骶尾椎陈旧性损伤（脱位）中药协定处方7剂煎服。

医嘱：

（1）坐着时，须在硬板凳上加一个软垫，避免尾骨与凳面直接接触，且应保持坐姿端正，避免后倾使得凳面顶触尾骨。

（2）健身锻炼时，不宜做深蹲、高抬腿运动，不宜蛙泳，禁止做大跨步压腿动作。

（3）1周后复诊。

二诊：患者自诉腰骶痛基本消失，晨起能到公园锻炼锻炼了，但不敢做深蹲和大幅度的腰部运动，现腰背部仍有酸痛感。复查专科检查，尾骨压痛（±），余体征明显改善。

具体推拿治法如下。

（1）腰背部常规推拿：患者俯卧位，术者在其腰背部脊柱两侧用㨰法、按揉法往返操作3～5分钟，以缓解相应节段竖脊肌紧张。

（2）推按法操作：用拇指在腰背部脊柱两侧关节突关节向上顶推用力，边推边按，推按结合，由上至下逐节段操作，两侧关节突关节各推按3～5遍，使关节突关节松解。

（3）错动整复法：用两手鱼际肌分别置于其腰背部脊柱两侧，近胸侧用小鱼际着力，对侧用大鱼际肌着力，自上而下，自下而上错动整复操作2遍，以松解关节突关节。

（4）擦法操作：在腰背部脊柱两侧膀胱经循行处涂上三辛椒膏（自制），用掌侧擦法操作，以透热为度，舒筋活血。

（5）注意事项：因患者腰骶部有植入性材料内固定，相应部位不宜进行手法操作，防止内固定松动，避免意外医疗事故发生。

两周后，患者来电告知腰骶部疼痛已消失。

【按语】

这是本团队诊治的第1例植入性材料内固定术后，合并骶尾椎陈旧性损伤（脱位）的患者。该患者对病史描述清楚，30多年前严重摔跤后出现腰骶酸痛反复发作，并进行性加重，3年前因 L_4 椎体前滑移大于Ⅰ°，行植入性材料内固定手术，术后恢复良好，腰骶痛症状明显改善。该患者对病因、症状及既往治疗经过表述清晰，对医疗安全的保障具有重要意义。

患者 30 多年前的严重摔跤是导致本次症状出现的直接原因，根据影像学检查结果，患者骶尾椎陈旧性损伤（脱位），3 年前因 L_4 椎体滑移行植入性材料内固定手术，遗憾的是患者也未述及 3 年前是否因摔跤导致腰椎滑移而手术，原始资料缺失，无从考证，根据影像学检查结果考虑腰椎滑移与骶尾椎陈旧性损伤同期发生，植入性材料内固定未见松动，基本排除本次不适是由内固定因素所致。本次腰骶痛急性发作与侧身弯腰拿东西不慎有关，属于尾骨陈旧性损伤的二次激发。

该案例的焦点在于植入性材料内固定术后的患者适不适合采用骶尾椎手法治疗，以及手法的安全性如何，所以选择了骶尾椎正侧位摄片予以明确诊断，一是考虑内固定材料是否有松动或滑脱，二是考虑是否存在腰椎二次滑移的可能性，三是考虑是否存在骶尾椎陈旧性损伤（脱位）。从以往案例来看，凡是腰骶痛反复发作，或不明原因急性发作，骶尾椎压痛明显的患者，95% 以上存在骶尾椎陈旧性损伤（脱位）。该案例专科检查显示尾骨压痛（++），影像学检查显示骶尾椎存在陈旧性损伤（脱位），基于患者植入性材料内固定未见异常，其治疗原则和方法与骶尾椎陈旧性损伤（脱位）相同。

对骶尾椎陈旧性损伤（脱位）伴植入性材料内固定患者的推拿治疗，应严格掌握以下四项原则：一是要明确内固定是否存在松动、滑脱，是否存在腰椎滑移，评估推拿治疗的风险性；二是凡内固定存在松动、滑脱，或有腰椎滑移者，不宜进行推拿治疗，以免加重病理改变，发生医疗纠纷；三是内固定部位不宜进行推拿治疗，以免引起内固定松动，导致医源性损伤；四是禁止使用腰椎扳法，以免发生手法意外。该案例对我们的启示是，对腰骶内固定术后患者，在植入性材料明确无松动的情况下，同样适用骶尾椎肛指六步法治疗。

（二）尾椎陈旧性损伤（脱位）伴股骨头置换术后案

患者女性，56 岁。初诊时间：2020 年 6 月。患者痛苦、忧虑貌，有恐惧感。
主诉：腰骶痛复发半个月。

现病史：患者有腰骶痛史 30 余年，2 年前因摔跤导致右股骨颈粉碎性骨折，接受了股骨头置换手术，术后恢复良好，行走、腰部活动基本正常。半个月前因弯腰转身不慎，腰骶痛复发，有明显牵制感，不能挺直身体，弓背行走，右侧"内八字"步态，已卧床休息半个月未见好转，由家人陪同前来门诊。

专科检查：跛行，腰背僵直，脊柱居中，右侧髋关节手术瘢痕平整，恢复良好，右侧髋关节压痛不明显，左侧腰骶关节压痛（+），腰椎前屈 45°，后伸 10°，左、右侧屈 15°，左、右旋转 20°，尾骨压痛（++）。跟臀试验右侧（+）、左侧

（±），直腿抬高试验右侧 45°、左侧 75°，"4" 字试验右侧（＋）、左侧（±），双侧跆趾背伸、跖屈试验（－），双足浅感觉对称，病理反射未引出。

影像学检查：予以骶尾椎正侧位摄片，骶尾椎正位片显示腰椎居中，两侧髂骨翼对称，腰骶关节密度增高，右髋关节植入股骨头位置正常，轻度内旋，无松动、位移征象，耻骨联合居中，两侧闭孔对称（图 6-73）；骶尾椎侧位片显示植入股骨头位置良好，尾骨形态正常，Co_1/Co_2、Co_2/Co_3 间隙增宽（图 6-74）。

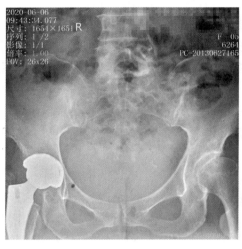

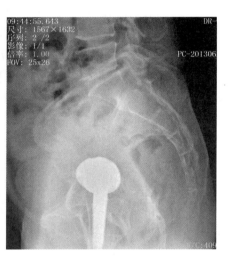

图 6-73　腰骶关节密度增高，植入股骨头位置正常，轻度内旋，无松动、位移

图 6-74　植入股骨头位置良好，尾骨形态正常，Co_1/Co_2、Co_2/Co_3 间隙增宽

诊断：右侧股骨头植入术后；尾椎陈旧性损伤（脱位）；腰骶关节陈旧性损伤。

推拿治法：采用肛指六步法治疗（一探二揉三纠偏，四按五理六上推）。操作方法同前。

经肛指六步法治疗，患者即感腰骶痛明显减轻，腰背挺直，行走自如，予以骶尾椎陈旧性损伤（脱位）中药协定处方 7 剂煎服。

医嘱：

（1）坐着时，须在硬板凳上加一个软垫，避免尾骨与凳面直接接触，且应保持坐姿端正，避免后倾使得凳面顶触尾骨。

（2）健身锻炼时，不宜做深蹲、高抬腿运动，不宜蛙泳，禁止做大跨步压腿动作。

（3）1个月内避免登山；禁止骑车，避免因震动、过坎等导致再损伤（脱位）。

（4）建议半个月内避免夫妻生活。

二诊：1周后复诊，患者自行前来门诊，跛行消失，腰骶部仍有酸痛。复查专科检查显示尾骨压痛不明显，左侧腰骶关节压痛（±），腰椎前屈60°，后伸20°，左、右侧屈各20°，左、右旋转接近正常，跟臀试验右侧（±）、左侧（−），直腿抬高试验右侧60°、左侧80°，"4"字试验右侧（±）、左侧（−）。

具体推拿治法如下。

（1）腰骶部常规推拿：患者俯卧位，术者在其腰骶部脊柱两侧用㨰法、按揉法往返操作3～5分钟，以缓解相应节段竖脊肌紧张。

（2）推按法操作：用拇指在腰背部脊柱两侧关节突关节向上顶推用力，边推边按，推按结合，由上至下逐节段操作，两侧关节突关节各推按3～5遍，使关节突关节松动。

（3）错动整复法：用两手鱼际肌分别置于其腰骶部脊柱两侧，近胸侧用小鱼际着力，对侧用大鱼际肌着力，自上而下，自下而上错动整复操作2遍，以松解关节突关节。

（4）擦法操作：在腰骶部脊柱两侧膀胱经循行处涂上三辛椒膏（自制），腰部用直擦法、骶部用横擦法操作，以透热为度，舒筋活血。

（5）续以中药协定处方7剂内服。

三诊：尾骨压痛（−），左侧腰骶关节压痛（−），腰椎前屈、后伸、侧屈、旋转轻度受限，右侧跟臀试验、右侧直腿抬高试验、右侧"4"字试验仍有受限。续以二诊治法治疗1次。随访1年未复发。

【按语】

该案例患者病史描述清晰，有腰骶痛史30余年，2年前因摔跤导致右侧股骨颈粉碎性骨折，行股骨头置换术，半个月前因弯腰转身不慎引起腰骶痛，有牵制感，迈步困难，不能挺直身体行走，故来就诊。

该案例中尽管患者未提及引起腰骶痛的原因，但从影像学检查结果分析，患者腰骶关节密度增高，Co_1/Co_2、Co_2/Co_3间隙增宽，与患者30余年的腰骶痛史构成相关性，提示患者30年前曾经有过臀部着地摔跤史，这是导致反复腰骶痛的主要原因。而对于两年前的股骨颈粉碎性骨折，患者回忆不起当时摔跤的姿势，但从力学原理分析，应当是由右侧髋部着地摔跤所致，不过这并非构成腰骶关节及尾椎间隙增宽的直接原因。本次腰骶痛发作与弯腰转身不慎，触动处于稳定状态的尾椎陈旧性损伤，导致局部炎性渗出、水肿，刺激骶尾神经有关，故首先考虑为尾椎因素所致，同样采用尾椎肛指六步法治疗后奏效。

　　与第一案相同，对有植入性材料内固定的患者，必须首先考虑手法治疗的安全性问题。该患者股骨头植入术后两年来行走并未受影响，表明手术是成功的，就诊时存在股骨头轻度内旋，右侧内"八"字步态，但并不影响肛指六步法治疗。临床上把握住内固定术局部不使用手法治疗，整体上应该是安全的。

（三）尾椎陈旧性损伤（脱位）伴腰椎滑移内固定术后案

　　患者男性，67 岁。初诊时间：2020 年 6 月。患者痛苦、无奈貌，夹臀行走。

　　主诉：腰骶痛持续 3 年。

　　现病史：3 年前患者因冬天雪后路滑摔跤导致腰痛剧烈，不能行走，由家属送至医院急诊，经放射科拍片诊断为"L_4 椎体滑脱"，由急诊进行内固定手术，术后 3 周患者出院回家休养。自手术后患者腰骶痛持续，影响日常生活，连走路的样子都变了，而且迈不开腿，只能小步行走。本次由家属陪同前来门诊。

　　既往史：慢性腰骶痛史 40 余年，时好时发，发作时在床上躺两天，疼痛能减轻，对日常生活、工作无明显影响（至手术前）。

　　专科检查：夹臀小步行走，腰部僵直，股内收肌痉挛，脊柱居中，下腰部手术瘢痕平整，恢复良好，局部轻度压痛。腰椎前屈 60°，后伸 15°，左、右侧屈 20°，左、右旋转 15°，尾骨压痛（＋）。双侧跟臀试验（±），双侧直腿抬高 60°，双侧"4"字试验（＋），双侧踇趾背伸、跖屈试验（－），双足浅感觉对称，病理反射未引出。

　　影像学检查：予以骨盆正位片及骶尾椎正侧位摄片，骶尾椎正位片显示腰椎居中，两侧髂骨翼对称，耻骨联合居中；骶尾椎正位片显示内固定位置良好，耻骨联合居中，两侧闭孔对称，Co_1/Co_2 间隙密度增高（图 6-75）；骶尾椎侧位片显示 L_4/L_5 对位对线良好，内固定未见松动、位移征象，尾骨形态正常，Co_1/Co_2 间隙增宽，Co_2 以下粘连（图 6-76）。

　　诊断：L_4 椎体滑脱内固定术后；尾椎陈旧性损伤（脱位）。

　　推拿治法：采用肛指六步法治疗（一探二揉三纠偏，四按五理六上推）。操作方法同前。

　　经肛指六步法治疗，患者腰骶疼痛减轻明显，腰背挺直，步态基本正常，予以骶尾椎陈旧性损伤（脱位）中药协定处方 7 剂煎服。

　　医嘱：

　　（1）坐着时，须在硬板凳上加一个软垫，避免尾骨与凳面直接接触，且应保持坐姿端正，避免后倾使得凳面顶触尾骨。

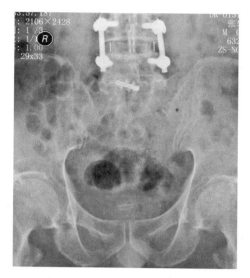
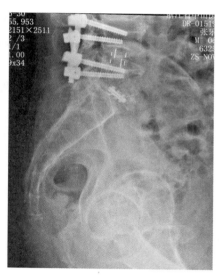

图 6-75　内固定位置良好，　图 6-76　L_4/L_5 对位对线良好，内固定未见
　 Co_1/Co_2 间隙密度增高　　　松动，Co_1/Co_2 间隙增宽，Co_2 以下粘连

（2）健身锻炼时，不宜做深蹲、高抬腿运动，不宜蛙泳，禁止做大跨步压腿动作。

（3）1 周后复诊。

二诊：患者自行前来门诊，步态基本正常，腰骶部仍酸痛。复查专科检查示尾骨压痛（±），腰椎前屈 75°，后伸 15°，左、右侧屈各 20°，左、右旋转各 20°，双侧跟臀试验（−），双侧直腿抬高 75°，双侧"4"字试验（±）。考虑到患者腰部内固定术后，予以胸腰段及髋臀部常规推拿，以缓解腰背竖脊肌及臀部肌肉痉挛为主。

具体推拿治法如下。

（1）腰背部常规推拿：患者俯卧位，术者在其下胸椎及上腰段脊柱两侧用㨰法、按揉法往返操作 3 ～ 5 分钟，以缓解相应节段竖脊肌紧张。

（2）错动整复法：避开下腰段，在胸腰段用两手鱼际肌分别置于其腰骶部脊柱两侧，近胸侧用小鱼际肌着力，对侧用大鱼际肌力，自上而下，自下而上错动整复操作 2 遍，以松解关节突关节。

（3）髋、臀部常规推拿：臀部用㨰法、按揉法操作，以松解臀部肌肉；髋部操作时患者取仰卧位，下肢屈髋屈膝呈"4"字状，沿内收肌至腹股沟用㨰法配合按揉法操作，手法作用力向髋部方向，治疗重点在腹股沟处，时间为 3 ～ 5 分钟，以缓解内收肌痉挛。

（4）擦法操作：在胸腰段脊柱两侧膀胱经循行处涂上三辛椒膏（自制），腰部用直擦法、骶部用横擦法操作，以透热为度，舒筋活血。

（5）续以中药协定处方7剂内服，1周后复诊。

患者1周后未前来复诊，电话询问情况，患者自诉症状已基本消失。随访1年未复发。

【按语】

该患者有慢性腰骶痛史40余年，3年前因摔跤导致腰椎滑脱，急诊行腰椎滑脱内固定术，术后腰骶痛持续不解。一般认为腰椎滑脱与尾椎损伤（脱位）是同期发生的，难道患者的腰骶痛是腰椎滑脱内固定术的后遗症？但患者有40余年的慢性腰骶痛病史，且时好时发，有休息后疼痛能减轻的特点，因此基本排除腰骶痛与手术的相关性。

对于腰椎内固定术后患者的腰部推拿治疗，安全性评估是非常重要的环节。该案例通过评估，基本确定其术后腰骶痛持续与内固定手术无明确相关性。理由一，患者有慢性腰骶痛史40余年，结合影像摄片结果分析可以确定患者尾椎陈旧性损伤与腰椎滑脱是同期发生的，并非内固定术后遗症。理由二，关于腰椎滑脱，从力学原理角度分析，必是臀部着地摔跤，作用力与反作用力相互作用的结果，且 L_4、L_5 椎体骨质并未出现差异性变化，考虑 L_4 椎体滑脱为陈旧性的可能性大。理由三，从影像学结果分析，患者骶尾椎正位片显示 Co_1/Co_2 密度增高，侧位片显示 Co_1/Co_2 间隙增宽，提示尾椎陈旧性损伤，与患者40余年的慢性腰骶痛有关联。理由四，从影像学结果看，L_4/L_5 对位对线良好，未见内固定松动、滑脱等征象，表明手术是成功的，考虑术后腰骶疼痛持续为在尾椎陈旧性损伤基础上的二次损伤与腰椎内固定术影响共同作用所致，治疗后的效果验证了这种推测。临床上对于骶尾椎陈旧性损伤（脱位）合并腰椎滑脱或腰椎内固定术后的患者，千万不能单凭经验治疗，慎防医源性事故的发生。

如何对内固定术后患者进行安全性评估？一是通过影像学检查，明确内固定是否稳固，是否有松动、位移等异常改变。二是通过体格检查，明确内固定手术部位是否有明显压痛，或按压时疼痛加重；手下是否有植入性材料松动感，或异常摩擦感、摩擦音；是否有下肢放射性疼痛、麻木等。三是推拿治疗应避开内固定部位，切忌在内固定材料植入部位操作。四是禁用腰椎扳法、压法、敲击法、屈髋屈膝卷腰法，以免酿成医源性医疗事故，或发生医疗纠纷。

临床上有腰椎滑脱、腰曲过大或消失、背曲下移、峡部不连、椎体楔形改变（压缩性骨折）等影像学改变者，绝大多数是由臀部着地摔跤所致，尾椎首当其冲，表现为尾椎陈旧性损伤（脱位），而在二次损伤的情况下，会出现腰背痛、腰骶痛迁延难愈，临床上绝大多数患者回忆不起初次损伤的经历，这是骶尾椎陈旧性损伤（脱位）的特点，可见临床上对于慢性腰骶痛、不明原因腰痛急性发作的患者，尾椎是否有压痛是必检环节。对患者的治疗从尾椎入手，采用肛指六步法治疗而奏效，验证了这种思维的可行性。

（四）尾椎陈旧性损伤（脱位）伴腰椎骨水泥填充术后案

患者女性，77 岁。初诊时间：2020 年 6 月。患者无奈貌，行走时腰部僵直。

主诉：腰骶痛持续 2 年，加重数天。

现病史：患者既往体健，2018 年因摔跤出现双下肢痛、麻，不能行走，由救护车送至医院急诊，影像摄片显示腰椎压缩性骨折，因年龄关系采取保守治疗，以卧床休息为主，住院 1 个月后腰骶痛症状好转，后出院回家休养。3 个月后腰痛缓解，但双下肢放射性痛、麻症状未能改善，再次入院行骨水泥填充手术，术后下肢痛、麻症状基本消失，腰骶痛改善不明显。本次因参加老年健身操锻炼后腰骶痛症状加重，由家人陪同前来就诊。

专科检查：腰部僵直，竖脊肌痉挛，脊柱居中，腰部手术瘢痕不明显，无明显压痛。腰椎前屈 45°，后伸 10°，左、右侧屈各 15°，左、右旋转各 15°，尾骨压痛（++）。双侧跟臀试验（+），双侧直腿抬高 60°，双侧"4"字试验（±），双侧踇趾背伸、跖屈试验（-），双足浅感觉对称，病理反射未引出。

影像学检查：予以腰椎正侧位片、骶尾椎正侧位摄片。腰椎正位片显示骨盆轻度左倾，$L_1 \sim L_5$ 椎体侧向增生明显，L_2 椎体骨水泥痕显示（图 6-77）；腰椎侧位片显示 L_2 压缩性骨折（楔形改变），骨水泥痕显示（图 6-78）；骶尾椎正位显示骨盆轻度左倾，尾骨居中（图 6-79）；骶尾椎侧位片显示尾骨形态正常，L_5/Co_1 间隙增宽，Co_1 以下粘连（图 6-80）。

诊断：尾椎陈旧性损伤（脱位）；L_2 陈旧性压缩骨折骨水泥填充术后；腰椎退行性改变。

治疗：采用肛指六步法治疗（一探二揉三纠偏，四按五理六上推）。操作方法同前。

经肛指六步法治疗，患者腰骶疼痛减轻，步态基本正常，予以骶尾椎陈旧性损伤（脱位）中药协定处方 7 剂煎服。

医嘱：

（1）坐着时，须在硬板凳上加一个软垫，避免尾骨与凳面直接接触，且应保持坐姿端正，避免后倾使得凳面顶触尾骨。

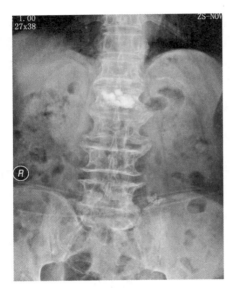

图 6-77   骨盆轻度左倾，
$L_1 \sim L_5$ 椎体侧向增生明显，
L_2 椎体骨水泥痕显示

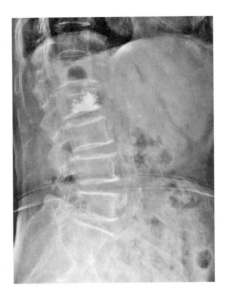

图 6-78 L_2 压缩性骨折，
骨水泥痕显示

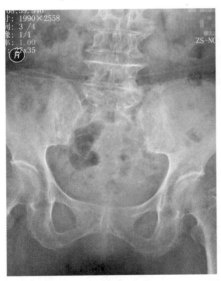

图 6-79   骨盆轻度左倾，
尾骨居中

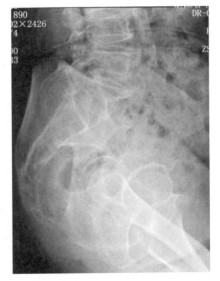

图 6-80   尾骨形态正常，L_5/Co_1
间隙增宽，Co_1 以下粘连

（2）健身锻炼时，不宜做深蹲、高抬腿运动，不宜蛙泳，禁止做大跨步压腿动作。

（3）1周后复诊。

二诊：由家属陪同前来门诊，患者步态基本正常，腰骶部仍酸痛。竖脊肌痉挛缓解，腰部活动明显改善，尾骨压痛（±）。双侧跟臀试验（±），双侧直腿抬高试验75°，双侧"4"字试验（−）。予以腰骶部及腰椎两侧竖脊肌常规推拿，以缓解腰骶及竖脊肌痉挛为主。

具体推拿治法如下。

（1）腰椎两侧竖脊肌常规推拿：患者取俯卧位，术者在避开腰段脊柱，尤其是L_2上下相邻的椎体的前提下，在两侧竖脊肌用㨰法、按揉法往返操作5～7分钟，再在两侧膀胱经循行处涂上三辛椒膏（自制），用直擦法透热为度，以缓解相应节段竖脊肌紧张。

（2）腰骶部常规推拿：在腰骶部L_4以下两侧竖脊肌用㨰法、按揉法、结合掌摩法操作，再用拇指在两侧骶髂关节做斜向腰骶关节的按揉法操作5～7分钟，再在腰骶部涂上三辛椒膏（自制），用横擦法操作，以透热为度，舒筋活血，滑利关节。

患者有腰椎骨水泥注入史，忌用腰椎斜扳法、后伸扳法等，以防发生意外。续予中药协定处方7剂煎服。该患者接受两次治疗后病情基本稳定，未再到门诊治疗，随访1年未复发。

【按语】

患者2年前因摔跤导致下肢痛、麻，行走困难就诊，影像学提示L_2压缩性骨折，行骨水泥填充术后下肢痛、麻症状缓解，但腰骶痛症状改善不明显，因参加老年健身操锻炼后腰骶痛症状加重就诊。

该案例患者尽管两年前因摔跤导致腰椎压缩性骨折，出现双下肢痛、麻症状，行骨水泥填充术后，其下肢痛、麻症状消失，表明手术后坐骨神经受压情况得到缓解。本次因健身操锻炼后腰骶痛症状加重就诊，从影像学检查分析，本次出现的症状并非2年前摔跤所致。理由一，患者腰椎正位片显示L_1～L_5椎体两侧重度骨质增生，这是脊柱作用力与反作用力相互作用的结果，应首先考虑是否有骶尾损伤，且如此严重的增生并非一两年能够形成，估计是与尾椎陈旧性损伤同期发生的，而初次损伤应该发生在青春发育期。理由二，患者存在L_2压缩性骨折，但未见其前、后缘骨质增生，其他椎体也均未见椎体前、后缘明显增生，表明本次不适与2年前摔跤损伤有密切相关性，与青春发育期的损伤无相关性。理由三，患者S_5/Co_1间隙增宽，Co_1以下粘连，提示骶尾椎病理改变为陈旧性损伤所致，考虑此损伤与腰椎侧向增生同期发生。理由四，患者本次腰骶痛症状加重，与参加老年健身操锻炼有关，拉伸下肢、踢腿、下蹲等动作幅度过大，牵拉或触动尾椎的陈旧性损伤部位，引起炎性渗出的刺激反应，是导致腰骶痛症状加重、持续的主要原因。从已有病例的病因分析来看，本案例属于在骶尾椎陈旧性损伤的基础上继发损伤的范畴，这也是产后女性腰骶痛高发的主要原因。

尽管该案例腰椎压缩性骨折与骶尾椎陈旧性损伤（脱位）无关，但仍不能忽视对陈旧性压缩性骨折患者骶尾椎的检查，要明确诊断，采用有针对性的治疗。为骨水泥填充术后患者进行推拿治疗时，需要注意的是应避开骨水泥填充及相邻的椎体，绝对禁用斜扳法、侧扳法、后伸扳法等手法，避免导致填充物松动、脱落等意外情况出现，甚至发生医疗事故。

一、关于骶尾椎损伤（脱位）

尾椎古称"尻"，语出《素问·骨空论》。由李经纬等主编的《中医大辞典》中指出尾椎古称尻骨。高忻洙、胡玲主编的《中国针灸学词典》中指出尻骨即尾骶骨。《中医大辞典》《中国针灸学词典》中均指出尻骨即骶骨与尾骨的合称。《医宗金鉴·正骨心法要旨》指出，尾骶骨，即尻骨也。其形上宽下窄，上承腰脊诸骨，两旁各有四孔，名曰八髎，其末节名曰尾闾，一名骶端，一名橛骨，一名穷骨，俗名尾椿。《杂病广要》指出，臀尖尽处，又有所谓尻骨痛，有痰、血虚、死血不同，尻尾乃足少阴肾经所过之处，兼属厥阴。

国家中医药管理局于 1994 年发布了中华人民共和国中医药行业标准《中医病证诊断疗效标准》（ZY/T001.1 ～ 001.9—94），中国医药科技出版社于 2012 年 10 月出版了《中华人民共和国中医药行业标准——中医病证诊断疗效标准》（ISBN 978-7-5066-6894-1），其中关于尾椎骨折、脱位的诊断依据、证候分类、疗效评定的内容摘录如下：

1. 诊断依据

（1）有外伤史，多为尾椎受到直接暴力，如滑倒臀部着地所致。

（2）女性伤员较为多见。

（3）骶尾部肿胀、疼痛、压痛，可触及异常活动。

（4）X 线摄影片检查可明确诊断。

2. 证候分类

（1）单纯尾椎骨折：骶尾部肿胀、疼痛，坐位及行走困难，X 线检查可见尾椎骨折线。

（2）尾椎骨折合并脱位：骶尾部肿胀、疼痛，坐位及行走困难，肛门指检可触及脱位之骨块，X 线侧位摄片可显示尾骨脱位。

3. 疗效评定

（1）治愈：骨折愈合，脱位已复位，局部无疼痛，无压痛。

（2）好转：骨折愈合，脱位基本复位，局部疼痛减轻。

（3）未愈：脱位未复位，骨折未愈合，局部症状无改善。

上述两版"标准"中的尾椎损伤特指尾椎骨折、脱位证候，并未包含单纯尾椎损伤（脱位）证候，严格意义上讲并不适用于单纯性尾椎损伤（脱位）无骨折的患者，而临床上绝大多数尾椎损伤（脱位）患者并不存在尾椎骨折，折射出单纯性尾椎损伤（脱位）的诊治及疗效评定存在盲区。

本团队通过文献检索，收集到与骶尾椎损伤（脱位）相关的论文、专著 50 余篇（部），剔除内容大同小异的论文后，可供骶尾椎损伤（脱位）诊治参考的论文、专著共 24 篇（部），其中专著类 9 部，涉及影像学诊断、分析的论文 2 篇，文献综述 1 篇，与临床诊疗相关的论文 12 篇。

综上所述，可以看出目前临床对尾椎损伤及损伤后表现的认知存在明显欠缺，相关文献报道甚少。本团队对 953 例骶尾椎损伤（脱位）患者的信息进行了统计，合并尾椎骨折者仅 5 例，其中 1 例为新鲜骨折，4 例为陈旧性骨折，可见单纯尾椎骨折的患者仅占极少数，绝大多数患者是在尾椎陈旧性损伤（脱位）的基础上，由于二次损伤"触发"原发损伤部位，直接导致腰骶痛、背痛、下肢牵涉痛，间接导致盆腔内相关组织症状，易与腰肌劳损、腰椎间盘突出症，以及腰椎退变或增生等混淆。

南京中医药大学黄桂成教授主编的全国中医药行业高等教育"十三五"规划教材，全国高等中医药院校规划教材《中医筋伤学》（第十版）中提到"尾骨痛"发病率的男女比为 1：5.3，提示骶尾椎损伤（脱位）以女性为高发人群。

二、骶尾椎陈旧性损伤（脱位）的症状、体征

骶尾椎损伤多数为臀部着地摔跤所致，由于作用力与反作用力的作用，导致骶尾椎损伤、脱位、成角等病理改变，甚至发生椎体楔形改变（压缩性骨折），出现背曲增大或下移，腰曲增大或消失，腰骶角增大，骶尾椎形态改变等继发性病理改变。临床依据这些体征改变，即可初步诊断骶尾椎陈旧性损伤（脱位），精准率在 95% 以上。

自 2019 年 1 月至 2020 年 12 月，本团队诊治骶尾椎陈旧性损伤（脱位）患者 953 例，对 232 例骶尾椎陈旧性损伤（脱位）患者进行小样本统计，结果显示：男性 75 例，占 32.3%，女性 157 例，占 67.7%；年龄最小 19 岁，最大 80 岁，平均 36.7 岁；病程最短 3 天，最长 49 年，平均 6.3 个月。

（一）症 状

患者常以反复腰痛加重数天或数月为主诉，疼痛部位以腰骶、腰背、腰臀居多，疼痛常牵涉腹股沟，大腿内侧、后外侧，甚至可向上牵涉颈部，向下牵涉小腿、踝关节。疼痛性质以酸胀为主，急性发作时，腰部僵直呈保护性姿势，跛行，可伴有便秘或便次增多，便黏或不成形，便后擦不净。

男性：可伴有性功能减退、阳痿等，严重影响夫妻生活。

女性：怀孕后期腰骶痛加重，产后以反复腰骶酸胀痛，经久不愈为特征，可伴有腹胀、痛经、经量改变、月经周期异常，以及尿频、尿急、尿不尽、漏尿等。

（二）体 征

专科检查显示尾椎压痛 100%，其中压痛（＋）占 22%，压痛（＋＋）占 64%，压痛（＋＋＋）占 14%，腰部活动受限占 35%，脊柱侧弯占 35%，骨盆分离试验阳性占 20%，跟臀试验阳性占 7%，"4"字试验阳性占 15%，直腿抬高试验阳性占 20%，长短腿占 5%，拇趾背伸、跖屈肌力减弱占 5%，足外侧皮肤浅感觉减退占 3%，病理反射阴性。

● 附：双侧拇趾背伸、跖屈试验及踝阵挛检查视频

微信扫描二维码
查看视频

1. 脊柱形体学改变

骶尾椎陈旧性损伤（脱位）绝大多数由在青春发育前期臀部着地摔跤所致，臀部着地时作用力与反作用力，可引起胸椎、胸腰椎、腰椎压缩性骨折，导致背曲增大、下移、消失，或腰曲消失等形体学病理改变（图 7-1 至图 7-4）。临床发现，脊柱形体学改变与骶尾椎陈旧性损伤（脱位）有直接相关性，通过对患者形体的观察，基本可以判断是否存在骶尾椎陈旧性损伤（脱位），诊断符合率接近 100%。

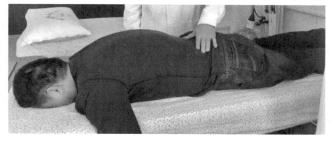

图 7-1 骶尾椎陈旧性损伤（脱位）导致胸椎压缩骨折，背曲增大，形成"罗锅背"

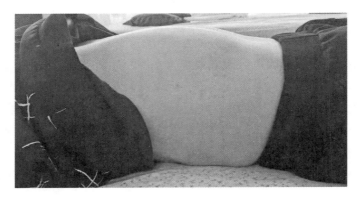

图 7-2　骶尾椎陈旧性损伤（脱位）导致胸腰椎压缩性骨折，背曲下移，腰曲消失

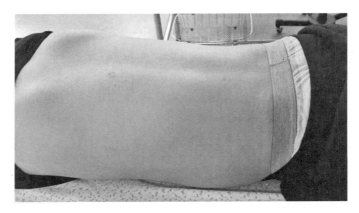

图 7-3　骶尾椎陈旧性损伤（脱位）导致背曲消失，形成"平板腰"

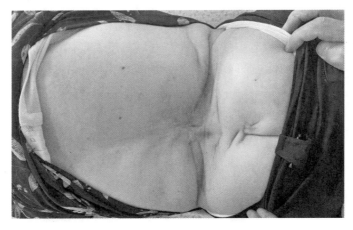

图 7-4　骶尾椎陈旧性损伤（脱位）导致腰椎压缩性骨折感染脓肿，术后瘢痕形成

2. 骶尾椎形态学改变

由于骶尾椎陈旧性损伤（脱位）是由臀部着地摔跤所致，因而必然会导致骶尾部形态学的改变。将患者影像学检查资料与体征进行对照，主要的骶尾椎形态学改变如下：骶尾椎陈旧性完全性脱位成角，形成"断尾崖"；骶尾椎陈旧性不完全性脱位，导致骶尾椎凸起；骶尾椎陈旧性（脱位）导致脊液囊破裂，形成脊液疝；骶尾椎陈旧性损伤（脱位）导致脊液囊侧向破裂，形成脊液侧疝；骶尾椎陈旧性损伤（脱位）成角，导致局限性压疮；骶尾椎陈旧性损伤，尾骨脱位，臀肌萎缩，形成"尖臀"；骶尾椎陈旧性损伤（脱位），形成臀沟弯曲；骶尾椎陈旧性损伤，S_1 前脱位，形成侧向腰臀肌肉萎缩；摔跤导致臀沟弯曲，左侧臀肌萎缩（图7-5至图7-14）。临床通过对患者骶尾椎形态学改变的观察，基本可以判断是否存在尾椎陈旧性损伤（脱位），诊断符合率接近100%。

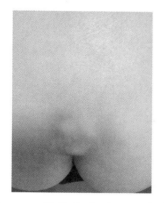 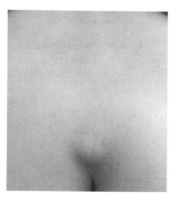

图7-5 尾椎完全性脱位成角， 图7-6 尾椎不完全性脱位，
　　　形成"断尾崖"　　　　　　　　导致骶椎凸起

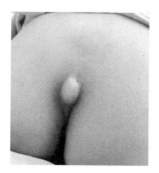 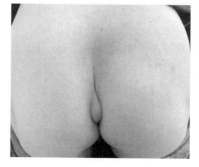

图7-7 尾骨脱位，导致脊液囊 图7-8 尾骨脱位，导致脊液囊
　　　破裂，脊液疝形成　　　　　　　破裂，脊液侧疝形成

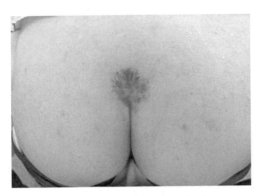

图 7-9　骶尾椎脱位成角，
局限性压疮形成

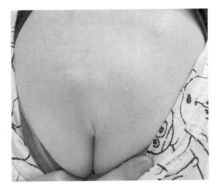

图 7-10　骶尾椎损伤，尾骨脱位，
臀肌萎缩，形成"尖臀"

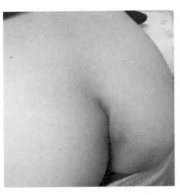

图 7-11　尾骨脱位，形成臀沟弯曲

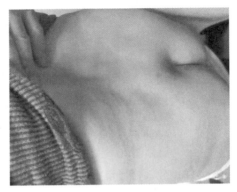

图 7-12　S_1 前脱位，3 岁仍不能行走，
右侧腰臀部肌肉萎缩

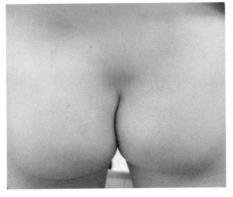

图 7-13　3 岁小孩半年前摔跤，
导致臀沟弯曲，左侧臀肌萎缩

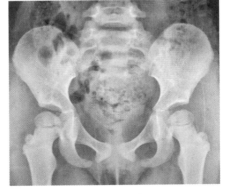

图 7-14　骨盆正位片显示粪团积聚，双股
骨头骨骺垂直，日后易形成髋关节半脱位

三、骶尾椎陈旧性损伤（脱位）的影像学表现

对于骶尾椎陈旧性损伤（脱位），影像学检查结果是最客观、最精准的诊断依据。对于影像学检查的部位选择，应根据临床症状、体征、形体学改变来确定。骶尾椎正侧位摄片是必检项目，根据患者体征改变的不同，可增加腰椎正侧位或胸腰椎正侧位摄片检查。影像学检查应一次性到位，既有利于整体分析，明确损伤性质（新近损伤或陈旧性损伤）、损伤的部位（单一损伤或合并腰椎、胸椎压缩性骨折）、损伤（脱位）的程度、病理改变性质（单纯性损伤、脱位，或伴有移位、成角，或半脱位、全脱位），又有利于制定整体治疗方案，预估治疗疗程，进行疗效评估。

（一）骶尾椎陈旧性损伤（脱位）的胸腰椎影像学改变

骶尾椎陈旧性损伤（脱位）的脊柱影像学改变，主要表现为脊柱侧弯，胸椎压缩性骨折（楔形改变），腰椎压缩性骨折（楔形改变），胸腰椎骨赘形成，腰曲增大、消失或反弓，椎体滑移，等等（图 7-15 至图 7-20）。通过脊柱影像学检查，可以明确骶尾椎陈旧性损伤（脱位）诊断，评估分析上述病理学改变与骶尾椎陈旧性损伤（脱位）的相关性，诊断符合率 100%。

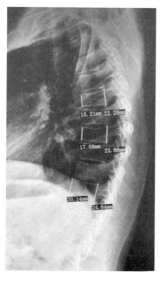

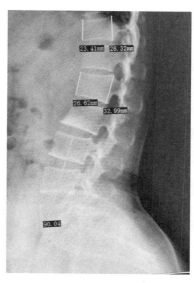

图 7-15　胸椎压缩性骨折　　图 7-16　T_{11}、L_1 压缩性骨折，腰骶角成 90°

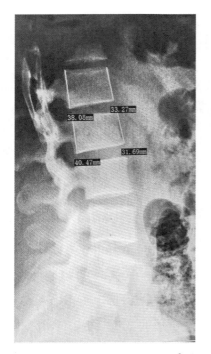

图 7-17　L_1、L_2 压缩性骨折，
腰曲基本消失

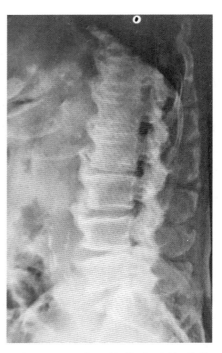

图 7-18　胸腰椎椎体前缘骨赘
形成，腰曲完全消失

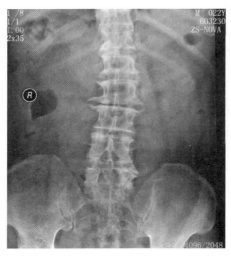

图 7-19　22 岁，腰椎侧弯，腰椎
两侧骨赘形成

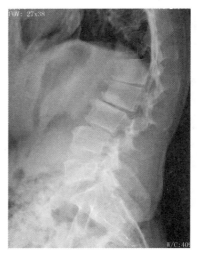

图 7-20　L_1、L_2 椎体压缩性骨折，
背曲下移，L_2 形成后滑移 I°，
"驼腰"形成

（二）骶尾椎陈旧性损伤（脱位）的骶尾椎影像学改变

骶尾椎损伤（脱位）绝大多数属于陈旧性损伤，其损伤（脱位）均由臀部着地摔跤所致，新鲜损伤极为少见。无论是陈旧性损伤（脱位），还是新鲜损伤（脱位），均是基于摔跤时自身重力与地面反作用力撞击形成的，必然会遗留原始的损伤痕迹，通过影像学检查可以明确损伤的部位、程度和类型。骶尾椎陈旧性损伤（脱位）的影像学病理改变，包括骶椎损伤导致 S_1 前滑移脱位，尾骨脱位成角，尾骨全脱位，尾椎损伤后扭曲畸形，单一尾椎全脱位移位，多发性尾椎脱位移位，骶尾椎发育不良，尾椎偏歪，脱位尾椎钙化，骶尾椎损伤后萎缩，骶尾椎新鲜骨折，等等（图 7-21 至图 7-34）。

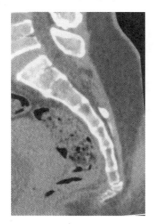

图 7-21　CT 显示尾椎脱位
成角≤ 90°

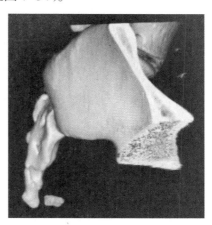

图 7-22　CT 显示 Co_1 完全脱位、
尾椎游离成角 90°

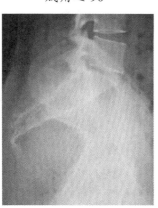

图 7-23　S_5 损伤造成尾椎
萎缩、粘连

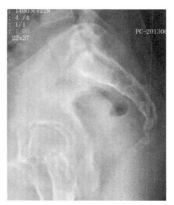

图 7-24　S_5 损伤造成扭曲畸形

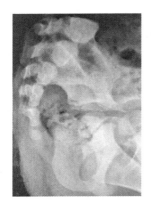

图 7-25　30 个月大的女孩
摔跤后 Co_1 以下全脱位移位

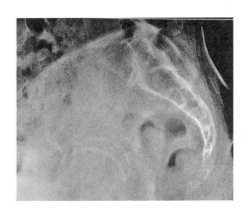

图 7-26　骶椎损伤导致 S_1 脱位前滑移

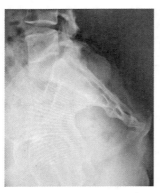

图 7-27　S_5、Co_1 全脱位，
成角 90°，S_5 发育不良

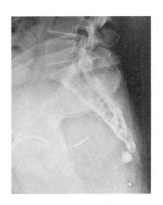

图 7-28　Co_2 全脱位伴
钙化，Co_2 以下移位

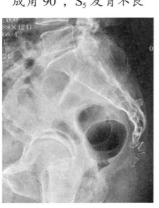

图 7-29　Co_2、Co_3、Co_4
全脱位伴后移位

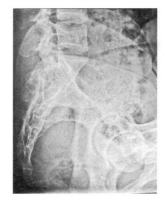

图 7-30　Co_2 全脱位成角 90°

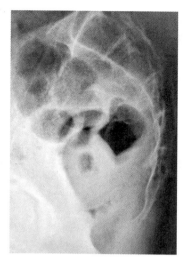

图 7-31　女性，35 岁，$S_2 \sim S_5$ 萎缩，尾椎陈旧性损伤导致粘连、萎缩

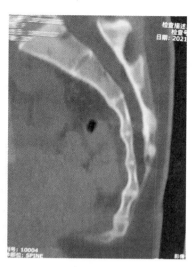

图 7-32　女性，30 岁，Co_3 全脱位，骶尾椎陈旧性损伤后萎缩

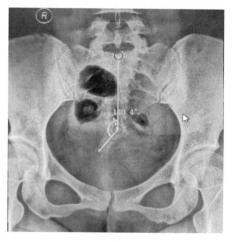

图 7-33　尾椎陈旧性损伤，右偏 45°

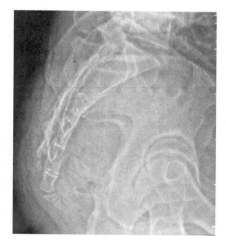

图 7-34　摔跤致急性损伤，S_5 斜向新鲜骨折

（三）骶尾椎陈旧性损伤（脱位）体征与影像学结果对照

约 50% 的骶尾椎陈旧性损伤（脱位）患者出现异样体征，影像学检查结果与体征改变相符率达 100%。对于骶尾椎陈旧性损伤（脱位），选择 X 线摄片、CT 检查比 MRI 更具有优势，通过影像学检查即可明确损伤部位、类型及程度，对手法治疗具有显著的指导意义，对指导自我防护、康养及瘥后

防复更具有重要参考价值。骶尾椎陈旧性损伤（脱位）体征与影像学结果对照，主要表现有骶尾椎全脱位成角，形成"断尾崖"；尾椎不完全性脱位，形成骶椎凸起；骶尾椎脱位成角，形成局限性压疮；骶尾椎损伤、尾骨脱位，导致臀肌萎缩，形成"尖臀"；S_1 前脱位，导致单侧腰臀肌肉萎缩等特殊体征（图 7-35 至图 7-39）。

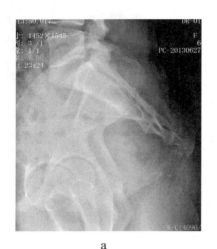
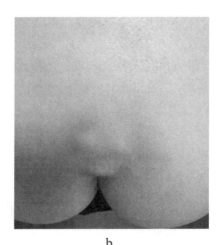

a   b

图 7-35　骶尾椎全脱位成角，形成"断尾崖"

a. S_5 / Co_1 全脱位，成角 > 90°；b."断尾崖"。

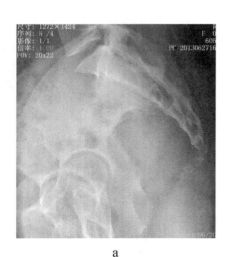
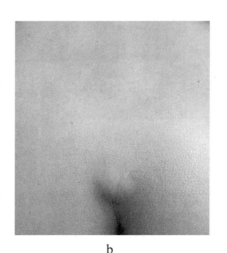

a   b

图 7-36　尾椎不完全性脱位，形成骶椎凸起

a. Co_1 / Co_2 不完全脱位，成角 45°；b. 骶椎凸起。

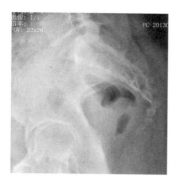
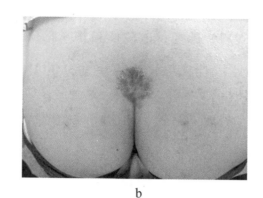

a　　　　　　　　　　　　　b

图 7-37　骶尾椎脱位成角，形成局限性压疮

a. S_5 / Co_1 全脱位，成角 45°；b. 局限性压疮形成。

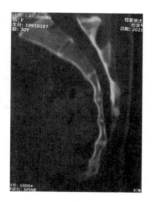
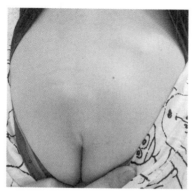

a　　　　　　　　　　　　　b

图 7-38　骶尾椎损伤、尾骨脱位，导致臀肌萎缩

a. Co_3 全脱位，骶尾椎陈旧性损伤；b. "尖臀"。

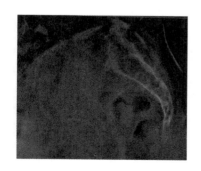
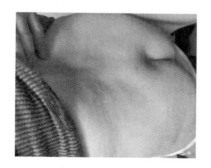

a　　　　　　　　　　　　　b

图 7-39　S_1 前脱位，导致单侧腰臀肌肉萎缩

a. 骶椎损伤导致 S_1 前滑移脱位；b. 右侧腰臀部肌肉萎缩，3 岁仍不能行走。

（四）骶尾椎陈旧性损伤（脱位）治疗前后影像学结果对照

本团队自 2019 年 1 月至 2020 年 12 月共诊治骶尾椎陈旧性损伤（脱位）患者近 1000 例，其中主动配合影像学复查的甚少。主要理由：一是患者仍处于哺乳期，X 射线对婴儿有影响；二是害怕放射检查影响免疫功能；三是认为症状完全消失了，没有必要再检查。下列治疗前后的对照案例，是患者主动要求复查的影像学资料对照（图 7-40 至图 7-49）。

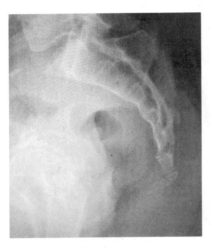

图 7-40　治疗前，Co_2 后脱位，
成角 75°

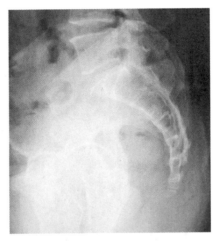

图 7-41　1 次治疗后，Co_2 完全
复位，尾椎形态基本恢复正常

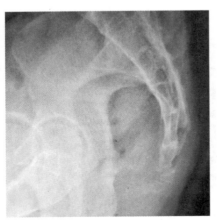

图 7-42　治疗前 Co_2 后脱位，
成角 75°

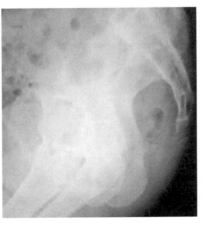

图 7-43　1 次治疗后，Co_2 基本
复位，尾椎形态基本恢复正常

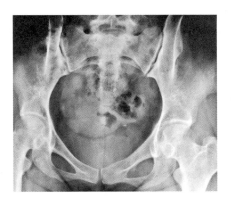

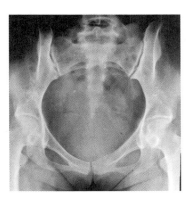

图 7-44　治疗前，Co_1/Co_2 脱位、成角，骨盆形态改变，盆腔内粪团积聚

图 7-45　经 1 次治疗，Co_1/Co_2 脱位、成角消失，骨盆形态正常，盆腔内粪团影消失

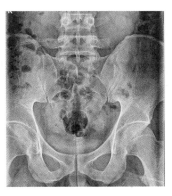

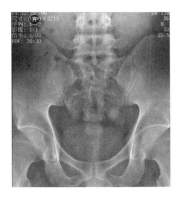

图 7-46　治疗前盆腔内有宿便，升结肠、降结肠气体充盈

图 7-47　经 1 次治疗，盆腔内宿便消失，升结肠、降结肠气体排空

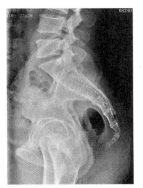

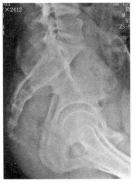

图 7-48　治疗前，盆腔内气体充盈

图 7-49　经 1 次治疗，尾椎形态学未改变，盆腔内气体完全消失

必须指出的是，上述案例的成功并不代表所有骶尾椎陈旧性损伤（脱位）都能够得到解剖学纠正。从临床角度分析，大凡骶尾椎陈旧性损伤（脱位）成角明显、损伤（脱位）粘连、骶尾椎萎缩、陈旧性损伤（脱位）畸形愈合、骶尾椎损伤韧带完全断裂、陈旧性损伤（脱位）间隙过大等，要达到解剖学复位的可能性极小，但是采用肛指六步法治疗后，骶尾椎压痛可完全或基本消失，临床症状可完全消失或明显改善，但存在再次触发损伤导致骶尾椎疼痛症状加重的可能性。部分患者遗留腰背酸痛，则与骶尾椎陈旧性损伤所造成的脊柱侧弯、生理曲度改变、椎体滑移、椎体楔形改变有关，与骶尾椎陈旧性损伤的相关性不明显。

四、骶尾椎陈旧性损伤（脱位）之我见

（一）"隐僻"的骶尾椎陈旧性损伤（脱位）

本团队查阅"十五"至"十三五"期间出版的全国高等中医药院校规划教材、普通高等教育国家级规划教材、全国中医药行业高等教育规划教材《推拿学》《推拿治疗学》共 10 版次，对涉及腰骶病症的病种进行统计，结果显示涉及急性腰扭伤的共 10 版次，慢性腰肌劳损 10 版次，腰椎间盘突出症 10 版次，第三腰椎横突综合征 10 版次，骶髂关节扭伤（损伤）8 版次，退行性脊柱炎 7 版次，腰椎滑脱 7 版次，梨状肌综合征 6 版次，臀上皮神经损伤 6 版次，内收肌损伤 2 版次，腰椎后关节紊乱症 2 版次，髂腰韧带损伤 2 版次，腰椎管狭窄症 1 版次，腰背肌筋膜炎 1 版次，棘上、棘间韧带损伤 1 版次，脊柱侧弯 1 版次，腰骶关节劳损 1 版次，尾骨痛 1 版次。查阅结果显示，"十五"至"十三五"《推拿学》《推拿治疗学》教材中未见"骶尾椎陈旧性损伤（脱位）"病名。

有关骶尾椎陈旧性损伤（脱位）的内容，在南京中医药大学黄桂成教授主编的全国中医药行业高等教育"十三五"规划教材、全国高等中医药院校规划教材（第十版）《中医筋伤学》中以"尾骨痛"病名进行表述，又称"尾痛症"，是指多种原因引起尾骨部、骶骨下部的肌肉、筋膜、韧带等软组织疼痛的疾病，好发于女性，男女比例约为 1：5.3，是临床上较为常见的疾病。本病的发生与外伤、慢性劳损、退行性变、解剖变异、感染及其他多种疾病有关，其产生疼痛的机制主要为上述各种原因导致骶尾部的炎症、出血、水肿压迫周围神经末梢，骨盆内的肌肉（如提肛肌、尾骨肌、肛门括约肌等）持续收缩会造成局部缺氧，痉挛，乳酸堆积，使疼痛加重，形成恶性循环。本病女性多发的原因是女性骶骨短而宽，尾骨后移、突出，骨盆宽，两坐骨结节距离大，尾骨往往较易活动，加之存在妊娠期激素水平改变，骶尾部韧带充血松弛，以及分娩等因素，骶尾部易于受到损伤而发病。

全国中医药行业高等教育"十三五"规划教材、全国高等中医药院校规划教材（第十版）《中医筋伤学》中关于尾骨痛的治疗，以手法、药物治疗为主，配合练功、封闭等方法，必要时可考虑手术治疗。有关理筋手法的操作如下：患者取左侧卧位，髋、膝尽量屈曲。术者右手戴手套，将食指缓慢插入肛门内，直接放至骶骨下部，尾骶椎两侧，最好横跨肛提肌及尾骨肌，指尖部可达梨状肌，沿肌肉纤维进行按摩，施力由轻逐步加重，待肌肉痉挛缓解后，用拇指及食指提住尾骨端，向下施加牵引，轻轻摇动。开始时每日可施手法 1 次，以后如症状好转，次数可逐渐减少。对尾骨因外伤骨折、脱位，或尾骨排列歪斜、粘连者，该手法效果良好。尾骨变形、粘连导致疼痛严重者，可在局部麻醉下，行较大幅度的手法推拿，以剥离粘连，缓解疼痛。

综上所述，可见 20 年来临床对骶尾椎陈旧性损伤（脱位）多用推拿、针灸、理疗等中医外治法，对骶尾椎陈旧性损伤（脱位）所致的尾骶痛、腰骶痛、慢性腰背酸痛等病症缺乏足够的认识，对其病因的分析存在欠缺，对导致病理改变的原因尚未明了，在临床症状、体征、影像学病理改变的三位一体综合分析与诊断方面存在欠缺，以致"有症必有因，无因不成症；症因要相关，无关非诊断；治因宜为先，因去症自消"的诊疗三原则出现偏差，使得骶尾椎陈旧性损伤（脱位）长期处于"隐匿"状态。

（二）初涉"隐僻"的骶尾椎陈旧性损伤（脱位）

1."隐匿"3 年的骶尾椎陈旧性损伤（脱位）案例

2017 年秋，笔者应杭州某公司的邀请赴萧山会诊一患者。患者女性，小学三年级学生，腰骶痛 3 年，上课坐不住，每天哭鼻子害怕上学，经常性请假误学。曾在当地中、西医医院多次就诊，接受 CT、MRI 检查 10 余次，影像学报告均未见异常。曾邀请省、市三甲医院骨伤科专家会诊多次，认为影像学检查没有发现什么问题，予以对症治疗即可，但总不见效。家属拿出一大捆影像胶片，笔者用了近 1 小时的时间仔细阅读影像资料，偶然间发现有 1 张影像片最下端的一个视窗显示 Co_1/Co_2 间隙增宽，询问小孩有没有摔跤史，其父亲说从来没有摔过跤，但其奶奶听见后急忙补充说："小孩在幼儿园大班时，有一次滑滑梯时滑出了滑槽，一屁股坐在了地上，之后一直叫屁股痛，总是扭着屁股走路。"笔者对小孩进行专科检查，发现尾骨压痛（+++），其余均正常，其尾骨

压痛与 Co_1/Co_2 间隙增宽构成相关性，初步诊断为尾骨损伤（脱位）可能性大，故介绍患者找我院骨伤科主任进行复位。患者经侧卧位肛指复位法治疗 1 次后，骶尾痛即刻消失，至今无复发，家属对此万分感激。有了该案例的经验，笔者每遇骶尾椎陈旧性损伤（脱位）患者都介绍给骨伤科主任进行治疗。

2. "隐僻"的骶尾椎陈旧性损伤导致产后腰骶痛案例

2019 年 1 月，笔者尝试治疗了第 1 例骶尾椎陈旧性损伤（脱位）患者。该患者为外地自费患者，女性，28 岁，自诉怀孕 6 个月时即出现腰骶疼痛，不能久站久坐，产后仍腰骶酸痛不解，在当地医院按"产后腰痛""慢性腰肌劳损"治疗 3 年，症状未见明显改善。专科检查：腰部活动受限，前屈 60°，后伸 10°，左、右侧屈 15°，两侧竖脊肌痉挛，腰骶关节压痛（＋），尾骨压痛（＋＋＋），双侧跟臀试验弱阳性，双侧直腿抬高 75°，左侧"4"字试验（＋）。自带骶尾椎侧位片显示 S_5/Co_1 陈旧性脱位，Co_1/Co_2 间隙增宽，骶尾椎成角 > 75°（图 7-50），诊断为"尾椎陈旧性损伤（脱位）"。笔者与患者沟通，询问小时候是否有臀部着地摔跤史，患者回忆起小学二年级时有过屁股着地摔跤的情况，且痛得很厉害，一个星期没上学。根据患者的主诉及回忆内容，结合影像检查结果分析，患者腰骶痛由在怀孕、分娩触发骶尾椎陈旧性损伤（脱位）基础上造成的二次损伤所致。鉴于患者为自费患者，笔者说明这是第 1 次治疗尾骨陈旧性损伤（脱位），询问患者是否同意免收治疗费试治，患者表示知情同意。这是笔者第 1 次尝试用肛指六步法治疗，患者治疗 1 次后腰部症状减轻，活动度明显改善。1 周后复诊，患者自诉腰骶部仍有疼痛，症状改善不明显，专科检查显示尾骨压痛（＋），腰部活动度明显改善，再予肛指六步法治疗 1 次，诸症基本消失，随访 2 年无复发。

上述两个案例可在一定程度上反映出骶尾椎损伤（脱位）的隐匿性，这是造成 20 多年来教材中没有明确的骶尾椎损伤（脱位）内容的主要原因。第一个案例的初次损伤发生于幼儿时期，第二个案例是在怀孕后期出现腰骶痛，分娩后腰骶痛持续 3 年，表明临床上腰骶痛与骶尾椎陈旧性损伤（脱位）存在明显相关性。本篇中年龄最小的骶尾椎损伤患者仅 30 个月大，因摔跤导致 Co_1 以下全脱位移位（图 7-25），更罕见的是骶

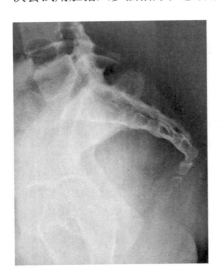

图 7-50　S_5/Co_1 脱位，Co_1/Co_2 间隙增宽，成角 > 75°

椎损伤，导致 S_1 脱位前滑移（图 7-26），3 岁时仍不能走路。临床上能回忆起初次损伤情况的患者占比小于 10%，绝大多数患者回忆不起曾经有过损伤。本团队对近 1000 例骶尾椎损伤（脱位）患者的影像学资料进行了统计，发现属于新鲜骶尾椎损伤骨折（脱位）者占 0.6%，而超过 99% 的患者属于骶尾椎陈旧性损伤（脱位），足以说明骶尾椎损伤（脱位）隐匿性的存在。

为什么说临床上的骶尾椎损伤（脱位）绝大多数属于陈旧性损伤（脱位）？本团队认为，由于人在幼儿及少年时期处于生长发育阶段，骶尾椎损伤脱位基本能够自行愈合或畸形愈合，但必然会遗留损伤的痕迹，比如尾椎损伤造成尾椎萎缩（图 7-23），S_5 损伤形成扭曲畸形（图 7-24），尾骨脱位成角 90°，S_5 发育不良（图 7-27），Co_2 全脱位伴钙化，Co_2 以下移位（图 7-28），尾椎损伤粘连、萎缩（图 7-31），骶尾椎损伤后萎缩（图 7-32），尾椎陈旧性损伤，右偏 45°（图 7-31），Co_2 后脱位，成角 75°（图 7-42），等等，可作为诊断骶尾椎陈旧性损伤（脱位）的客观依据。

为什么说临床上腰骶痛、腰背痛是骶尾椎陈旧性损伤（脱位）二次损伤的表现？本团队对近 1000 例就诊患者的性别进行统计，发现女性患者数量明显高于男性，经对 232 例骶尾椎陈旧性损伤（脱位）患者的资料进行统计，男性占 24.1%，女性占 75.9%，与黄桂成教授 1：5.3 的统计结果基本吻合，反映出骶尾椎陈旧性损伤（脱位）的发病群体中女性多于男性。至于女性高发的原因，可能与孕产有关。本团队结合临床问诊情况发现，女性患者多数在怀孕 5～6 个月时腰骶痛症状明显加重，分娩后腰骶痛持续或反复发作。怀孕时腰骶痛，考虑是由于怀孕 5～6 个月时胎儿发育长大，因盆腔内已容纳不下而进入腹腔形成典型孕腹，导致在骶尾椎陈旧性损伤（脱位）的基础上出现第 1 次挤压尾骨向后推移损伤；分娩时胎儿从产道娩出再次挤压尾骨向后推移，引起第 2 次损伤（剖宫产者不存在第 2 次损伤），是产后腰骶痛持续的根本原因。故而，民间有"再生一个娃就会好啦"的说法。男性患者（也包括女性患者）发病主要与生活习惯不当有关，比如坐姿不当，身体后倾可触压尾骨，或开车时方向盘与座位距离过远，或喜好深蹲、高抬腿运动锻炼，或进行马拉松、蛙泳、瑜伽等运动时姿势不当，或骑自行车、电瓶车过坎时颠簸、震动，等等，这些极易导致在骶尾椎陈旧性损伤（脱位）的基础上出现再次损伤。

骶尾椎初次损伤的隐匿性，以及二次损伤原因的不明确性，是导致临床上对骶尾椎损伤（脱位）的病因、病理、临床表现等认识欠缺的主要原因，是造成长期以来没有明确的诊断标准，缺乏有针对性、规范、行之有效的治疗方法的主要原因。

（三）骶尾椎陈旧性损伤（脱位）被"隐匿"的盆腔组织证候

盆腔由骶骨与髂骨，借助两侧耻骨、耻骨韧带构成，尾骨与骶骨的连接呈游离状态，依赖尾骨肌及尾骨韧带维系。盆腔内组织主要为生殖器官，尾骨位于盆腔器官的后方，当骶尾椎急性损伤（脱位），或在陈旧性损伤（脱位）的基础上出现二次损伤，势必影响盆腔内相关组织而出现相应临床症状。由于涉及个人隐私，患者往往难于启齿，临床上能主动诉及夫妻生活问题的是极少数，这是导致被隐匿的主要原因，且男性往往比女性更为保守。本团队结合症状、体征及影像学检查结果对近 1000 例患者中的已婚育龄患者进行提示性问诊，主要有以下证候。

1. 男性证候

主要有性功能减退、阳痿、遗精、射精无力、精量减少或无射精、对夫妻生活不满意、夫妻生活时间明显缩短、夫妻生活频次明显减少、过早无夫妻生活等。最严重的案例两年半无夫妻生活，四处寻医均找不到原因，各种药物治疗无效，甚至被逼到协议离婚的地步。

2. 女性证候

（1）对夫妻生活不满意：表现为性冷淡、夫妻生活频次明显减少，甚至过早无夫妻生活。

（2）痛经、闭经：学龄女性经常性旷课、请病假，严重者出现晕厥、出冷汗、四肢厥冷。最长闭经时间为 3 年。

（3）月经周期异常：表现为月经最少 2 次 / 年，如女性骶尾椎损伤（脱位）医案案例一。月经最多 18 次 / 年。

（4）月经期缩短或延长：表现为经来不畅，经量多或少，月经期不定，忽长忽短，最短为 3 天，最长为 3 周。

（5）经质、经色变化：表现为经血暗红，夹杂血块。经血瘀结、凝集成血块后最长 3 天不下，小腹胀痛难忍，经肛指六步法治疗，当即排出一大坨血块。

（6）漏尿：多见于产后女性，常于咳嗽、打喷嚏、情绪激动、屏气用力、剧烈运动时出现。最长漏尿 29 年，自诉夏天不敢与人近距离接触，常年穿尿不湿上班，采用肛指六步法治疗 1 次后基本不漏尿，3 次后治愈。

（7）其他：部分女性在怀孕 5 ～ 6 个月时因腰骶酸痛躺在床上静养直至分娩，产后反复或持续腰背、腰骶酸痛，劳累或运动不当可引起急性发作，采用肛指六步法治疗 1 次后痊愈。

3. 男女共性证候

（1）腹胀、无矢气〔见女性骶尾椎损伤（脱位）医案案例五〕。

（2）便秘、便意急而解不出〔见少年骶尾椎损伤（脱位）医案案例三〕，或便次增多、便稀、便不成形。

（3）尿频、尿急、尿不尽、尿等待等。

对盆腔内证候的剖析显示，男女共性证候最突出的问题是夫妻生活不满意，主要表现为性功能减退，以及夫妻生活时间缩短、频次减少、质量下降等，以致厌倦夫妻生活，严重影响夫妻感情，其次是消化系统和泌尿系统症状。女性患者的症状最主要表现在月经和孕产方面，主要有痛经、闭经、月经周期异常、月经期缩短或延长，以及经质、经量变化，不孕不育也是表现之一，最长结婚后 10 年未怀孕（夫妻双方各项生育指标均未见异常）。女性可见产后漏尿、尿频、尿急，男性可见尿不尽、尿等待。

针对有盆腔内证候的患者进行影像学检查，均显示存在骶尾椎陈旧性损伤（脱位），表明盆腔内相关证候与骶尾椎陈旧性损伤（脱位）有密切相关性。针对上述证候，采用肛指六步法治疗后效果如下：男性骶尾椎损伤（脱位）医案案例六中，通过自带影像片读片，明确患者属于尾椎陈旧性损伤（脱位），经 1 次治疗解决了困扰其两年的难题；女性骶尾椎损伤（脱位）医案案例一中，患者尾椎陈旧性损伤（脱位）伴月经每年 2 次，治疗 1 次后月经恢复到每 2 个月 1 次；女性骶尾椎损伤（脱位）医案案例二中，患者漏尿 29 年，采用肛指六步法治疗 1 次后，复诊时自诉基本不漏尿，唯咳嗽、久行时有少量尿漏出，后痊愈；女性骶尾椎损伤（脱位）医案案例五中，患者反复腰骶痛、腹胀，加重 1 周，共治疗 3 次，随访 2 年未复发；少年骶尾椎损伤（脱位）医案案例三中，患者男性，15 岁，反复腰背痛，伴腹胀、稀便 4 年余，经 2 次治疗痊愈；在痛经、闭经、月经 18 次/年、月经期缩短为 3 天、月经期延长至 3 周、经血瘀结凝集成血块等案例中，患者经 1 ～ 3 次肛指六步法治疗，均基本痊愈或症状明显改善。通过对盆腔证候的剖析，结合肛指六步法治疗结果来看，初步揭示了盆腔内证候被忽略的原因，为破解隐匿证候的治疗提供了一种新的思路。

（四）骶尾椎陈旧性损伤（脱位）与体征形态病理改变的相关性

骶尾椎陈旧性损伤（脱位）与形态病理学改变的关系，包括体征形态病理改变和影像学形态病理改变两部分，而并不局限于骶尾椎的损伤或脱位，这是由骶尾椎损伤（脱位）的作用机制决定的。已知骶尾椎的损伤（脱位）是由臀部着地摔跤或撞击导致的，除导致骶尾椎直接损伤外，必然会导致脊柱的间接损伤，而脊柱损伤的部位和损伤程度与作用点、作用力大小、作用力方向有关。

1. 体征形态病理改变

经对 232 例骶尾椎损伤（脱位）患者的相关体征统计，有长短腿、骨盆倾斜、腰臀部肌肉萎缩、臀沟改变、脊柱生理曲度改变、脊柱侧弯 6 项病理改变。结果如下。

（1）长短腿：共 17 例，占 7.3%，主要表现为双下肢不等长，常见撅臀行走、摇摆步态。

（2）骨盆倾斜：共 18 例，占 7.8%，主要表现为两侧髂骨翼一高一低不对称，行走时身体摇晃。

（3）腰臀部肌肉萎缩：共 42 例，占 18.1%，主要表现为两侧竖脊肌、臀大肌不对称，或两侧臀肌萎缩形成"尖臀"，或 S_1 前滑移形成一侧腰臀部肌肉塌陷。

（4）臀沟改变：共 16 例，占 6.9%，主要表现为臀沟侧弯，或呈"T""S"形改变，臀沟消失形成"断尾崖"，或骶椎凸起，或骶尾椎脱位成角，或局限性压疮形成。

（5）脊柱生理曲度改变：共 58 例，占 25.0%，主要表现为腰骶角过大形成翘臀体态，或腰椎曲度过大形成凹腰挺腹体态，或腰椎曲度消失形成"平板腰"体态，或背曲下移形成驼腰体态，或背曲增大形成"罗锅背"（俗称驼背）体态。

（6）脊柱侧弯：共 46 例，占 19.8%，主要表现为脊柱侧弯呈"S"改形变，"C"形改变极为少见。

统计显示，骶尾椎损伤（脱位）主要有 6 项体征形态病理改变，共计 197 例次，占 84.9%，平均每项 14.2%。统计结果表明体征形态病理改变与骶尾椎陈旧性损伤（脱位）有密切相关性，提示临床上对上述体征形态病理改变患者进行骶尾椎正侧位影像学检查，对明确体征形态学改变具有重要意义。

2. 专科检查

经对 232 例骶尾椎损伤（脱位）患者的专科检查情况统计，腰椎活动功能受限包括前屈受限、后伸受限、旋转受限 3 项，特殊检查包括骨盆分离试验、跟臀试验、"4"字试验、直腿抬高试验 4 项，神经系统检查包括跚趾背伸跖屈肌力、足内外侧皮肤浅感觉异常、踝阵挛 3 项。结果如下。

（1）腰椎活动功能检查：前屈受限 25 例，占 10.8%；后伸受限 37 例，占 15.9%；旋转受限（含双侧）25 例，占 10.8%。共计 87 例，占 37.5%。

（2）特殊检查：骨盆分离试验阳性（含单侧）48 例，占 20.7%；跟臀试验阳性（含双侧）18 例，占 7.8%；"4"字试验阳性（含双侧）35 例，占 15.1%；直腿抬高 ≤ 75°（含双侧）46 例，占 19.8%。共计 147 例，占 63.4%。

（3）神经系统检查：跚趾背伸、跖屈肌力减弱（均为单侧）12 例，占

5.2%；足内、外侧皮肤浅感觉异常（均为单侧）7例，占3.0%。共计19例，占8.2%。未发现踝阵挛。

统计显示，经腰椎前屈、后伸、旋转3项腰椎活动功能检查，受限者87例，占37.5%，平均每项功能检查的阳性率仅为12.5%，提示骶尾椎陈旧性损伤（脱位）对腰椎活动度影响不明显。经骨盆分离试验、跟臀试验、"4"字试验、直腿抬高试验4项特殊检查，阳性者147例，占63.4%，平均每项特殊检查的阳性率为15.9%，提示骶尾椎陈旧性损伤（脱位）专科检查阳性情况主要集中在特殊检查项目上。经踇趾背伸、跖屈肌力减弱及足内外侧皮肤浅感觉减退或异常2项神经系统检查，阳性者共19例，占8.2%，平均每项神经系统检查的阳性率为4.1%，无踝阵挛。综上可知，骶尾椎陈旧性损伤（脱位）专科检查阳性体征主要表现在特殊检查项目上，其次为腰椎活动功能检查项目，神经系统检查阳性率最低，未发现锥体束病变案例。

（五）骶尾椎陈旧性损伤（脱位）与影像学形态病理改变的相关性

影像学检查是骶尾椎陈旧性损伤（脱位）诊断、损伤程度研判及评估最客观的依据。影像检查的部位根据患者的症状、体征（尤其是压痛部位）确定。单纯的腰骶部疼痛、骶尾椎压痛，采用骨盆正侧位摄片即可明确诊断；如果患者主诉有腰背酸痛，相应的椎旁压痛存在，或兼有脊柱生理曲度改变、背曲下移、脊柱侧弯，则增加腰椎或胸腰椎部位的摄片，必要时可选择CT、MRI检查，以明确相应部位的病理改变及程度，排除肿瘤的可能性；对孕期、哺乳期、经期女性，则暂缓影像检查。主要阅片内容：胸椎及腰椎是否存在楔形改变（压缩性骨折）、退行性改变；脊柱是否侧弯及侧弯程度，腰椎、胸椎曲度改变情况，腰椎是否滑移及滑移程度；骶椎是否存在损伤、偏歪及具体损伤节段；尾椎损伤（脱位）属于陈旧性损伤还是新鲜损伤，是否存在骨折，属于新鲜骨折还是陈旧性骨折；尾椎是否存在脱位、成角、移位、粘连、萎缩等病理改变及改变程度；等等。影像学检查对明确损伤（脱位）的部位和程度、排除禁忌证、明确手法治疗适应证具有重要意义。

1. 骶尾椎影像学形态病理改变

本团队对232例骶尾椎损伤（脱位）患者的情况进行了研究，其中男性56例，占24%，女性176例，占76%，男女比约为1∶3。经专科检查结合骶尾椎正侧位摄片结果对照，尾椎压痛232例，占100%，其中骶尾椎压痛（＋）占22%，压痛（＋＋）占64%，压痛（＋＋＋）占14%，提示骶尾椎损伤（脱位）的表现中尾椎中等程度压痛居多，占2/3左右。骶尾椎损伤（脱位）成角≤30°的有179例，占 77%；骶尾椎损伤（脱位）成角 30°～45°的有 5 例，占 2%；骶尾椎损伤（脱位）成角 ≥ 45°～90°的有 33 例，占 14%；骶尾椎损伤（脱位）成角 ≥ 90°的有 15 例，占 7%，提示骶尾椎损伤（脱位）成角 ≤ 30°的居多，占 3/4 左右。

统计结果显示，232 例骶尾椎损伤（脱位）患者均为陈旧性损伤，未发现新鲜损伤案例。诊断骶尾椎陈旧性损伤（脱位）的主要依据，一是患者无近期臀部着地摔跤或撞击史；二是影像学检查未见损伤部位局部血肿、血肿机化等病理改变；三是影像学检查显示 S_5/Co_1 或 Co_1/Co_2 关节、腰骶关节密度增高，提示可能是臀部着地摔跤遗留的陈旧性损伤；四是可伴有骨盆倾斜、尾椎偏歪、骶髂关节密度增高。通过对骶尾椎影像学形态病理改变的分析，绝大多数反复腰痛、腰背痛或腰骶痛的患者有骶尾椎陈旧性损伤（脱位），在陈旧性损伤（脱位）的基础上由于某种外部因素的作用，触发了已处于稳定状态的陈旧性损伤而引起再次损伤，导致局部炎性物质渗出、水肿持续存在，这可能是腰部不适反复发作的主要原因。

2. 其他脊柱影像学形态病理改变

（1）胸腰椎楔形改变（压缩性骨折）：T_{11} 楔形改变 14 例，占 6%；T_{12} 楔形改变 12 例，占 5%；L_1 楔形改变 106 例，占 46%；L_2 楔形改变 80 例，占 34%；L_3 楔形改变 45 例，占 19%。

本统计按楔形改变椎体个数统计，其中有单一椎体出现楔形改变的，也有 2 个、3 个，甚至 3 个以上椎体出现楔形改变的患者。存在 2 个楔形改变椎体间有 1 个正常椎体，以及连续 3 个椎体发生楔形改变的案例。

（2）脊柱侧弯改变：左侧弯 31 例，占 13%；右侧弯 34 例，占 15%。

（3）腰背曲度改变：背曲增大 20 例，占 9%；腰曲增大 24 例，占 10%；腰曲变直、消失 62 例，占 27%。

（4）腰椎滑移：L_4 前滑移 6 例，均为 I°，占 3%；L_5 前滑移 I° 8 例，占 3%；L_5 后滑移 I° 1 例；峡部不连 1 例，无后滑移。

（5）骨盆倾斜：骨盆左高右低 31 例，占 13%，右高左低 29 例，占 13%。

通过对脊柱影像学形态病理改变的统计分析，骶尾椎陈旧性损伤（脱位）患者可兼有胸腰椎楔形改变（压缩性骨折）、脊柱侧弯改变、腰背曲度改变、腰椎滑移、骨盆倾斜等病理改变。这些影像学病理改变是什么原因导致的？是单独存在的还是间接引起的？本团队认为这些影像学病理改变与骶尾椎陈旧性损伤（脱位）密切相关，是由骶尾椎损伤（脱位）引起的间接损伤。从临床治疗结果来看，部分伴随轻度脊柱侧弯的患者通过肛指六步法治疗后，脊柱侧弯消失了，骨盆倾斜纠正了，腰背曲度改善了，间接证明部分脊柱形态学改变是由姿势代偿所致。当然，对于胸腰椎楔形改变（压缩性骨折）、腰椎滑移等结构性改变，要纠正显然是不可能的。可见，对于有脊柱形态病理学改变的患者，加摄骶尾椎正侧位片十分必要，有助于明确胸腰椎楔形改变（压缩性骨折）、脊柱侧弯改变、腰背曲度改变、腰椎滑移、两侧骨盆高低不对称等病理改变的真正原因。

3. 临床思考与应用

（1）关于骶尾椎形态病理改变与其他脊柱形态病理改变的关系：本团队认为，臀部着地摔跤或撞击是引起形态病理改变的主要原因，可以认为骶尾椎形态病理改变为直接损伤所致，其他脊柱形态病理改变为间接损伤所致。其中，从影像学表现来分析，绝大多数损伤为陈旧性损伤，新鲜损伤极为少见。

就在本书即将完稿时，笔者接诊了一位来自福建泉州的 2 周岁女孩。患儿 3 个月前摔跤后不能行走，1 个月前发现扭臀跛行。当地医院 X 线片报告显示两侧髂骨翼不对称，提示骨盆旋转，医生建议调整骨盆，经过 1 个月的治疗效果不明显，后经人介绍前来咨询。专科检查显示，患儿右侧臀部肌肉略萎缩，右下肢较左侧短约 1cm。阅其自带 X 线正位片，两侧髂骨右高左低不对称，两侧髂骨翼稍不对称，左侧髂骨翼轻度内旋（图 7-51）；侧位片显示骶骨形态正常，尾椎不显影，提示尾椎全脱位可能（图 7-52）。

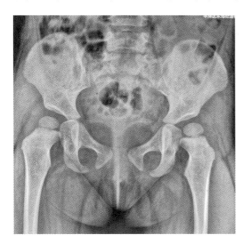

图 7-51　两侧髂骨右高左低，稍
不对称，左侧髂骨翼轻度内旋

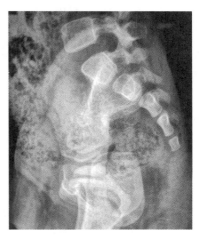

图 7-52　骶骨形态正常，
尾椎不显影

因小孩年龄太小，不适合接受肛指六步法治疗，建议家长通过居家牵拉孩子的右下肢进行矫正，每日 2 次，早、晚各 1 次，每次 2 ～ 3 分钟，以纠正长短腿为先，待孩子 10 岁以后再考虑行骶尾椎肛指六步法治疗，参见少年骶尾椎损伤（脱位）医案案例一。

该案例是我们接诊的年龄最小的患者。据此推测，幼儿、少年时期的骶尾椎损伤是导致陈旧性损伤（脱位）的主要原因。随着生长发育及治疗，这种损伤会自行愈合而逐渐好转，从而被"隐匿性"淡忘，这是临床无从溯源的主要原因。胸腰椎楔形改变（压缩性骨折）、脊柱侧弯、腰背曲度改变、腰椎滑移、骨盆倾斜等影像学形态病理改变属于间接病理改变，是摔跤时垂直作用力与反作用力的作用结果，支持骶尾椎损伤（脱位）为陈旧性损伤的推测。对于骶尾椎陈旧性损伤（脱位），无论是直接形态病理学改变，还是间接形态病理学改变，均属于结构性组织损伤。至于成年以后腰骶部及盆腔内组织相关症状的出现及呈持续性反复发作，可能与二次损伤有关。

二次损伤后，原陈旧性损伤相对稳定的状态遭到破坏，引起炎性物质渗出、水肿，刺激血管、神经是导致相应症状出现的主要原因，可表现为持续性、间歇性反复发作。推拿手法治疗主要以消除局部炎症、水肿为主，部分患者尾椎形态改变可以得到纠正，但存在复发的可能，主要原因是维系骨骼的韧带断裂后无法修复，畸形愈合、损伤后引起粘连、萎缩等无法改变。但就改善症状而言，可见到立竿见影的效果。推拿手法恢复间接损伤导致的脊柱形态结构改变的可能性极小，但对缓解症状有较好的作用。

（2）骶尾椎陈旧性损伤（脱位）与腰椎间盘病理性改变：踇背伸、背屈肌力检查是临床定位腰椎间盘突出节段的检查方法，影像学检查（MRI、CT 检查）是唯一的定性、定位诊断"金指标"。不同节段椎间盘突出压迫、刺激神经根可有不同的表现。目前一般认为 L_4/L_5 椎间盘突出导致踇趾背伸肌力减弱或消失，L_5/S_1 椎间盘突出导致跖屈肌力减弱或消失。但本团队通过临床实例发现，腰椎间盘突出症患者基本都存在骶尾椎陈旧性损伤（脱位），且骶尾椎压痛明显，采用肛指六步法治疗后，踇趾背伸功能往往能恢复正常。

案例一：患者女性，64 岁，反复腰骶痛 8 年，伴右臀部及下肢放射性疼痛 1 月余，足跟不能着地，行走困难。当地医院腰椎 CT 检查提示腰椎退行性改变，L_4/L_5 椎间盘突出，L_5/S_1 椎间盘膨出，继发椎管狭窄，于 2022 年 1 月 4 日以"腰椎间盘突出症"收入院。入院后予以推拿、针灸、局封、营养神经及中药内服等保守治疗 10 天，症状改善不明显，请求会诊。患者极度消瘦，痛苦面容，由其老伴推轮椅进入诊室，精神萎靡，老伴扶其上诊察床，因疼痛失败 3 次，上诊察床用时 3 分钟。专科检查显示脊柱右侧竖脊肌萎缩，椎旁压痛（+++），尾椎压痛（+++），直腿抬高试验左侧 70°、右侧 30°，右侧踇趾背伸肌力减弱，右足内侧皮肤浅感觉减退。予以骶尾椎正侧位摄片，正位片显示尾椎陈旧性损伤痕迹，双侧骶髂关节未见密度增高，骨盆形态未改变，耻骨联合居中，两侧

● 附：治疗前后对比视频

微信扫描二维码　微信扫描二维码
看治疗前视频　　看治疗后视频

闭孔对称（图 7-53）；侧位片显示 S_5/Co_1、Co_1/Co_2 陈旧性损伤痕迹，Co_2 以下粘连，尾椎排列不规则（图 7-54），诊断为骶尾椎陈旧性损伤（脱位）伴尾椎粘连。予以肛指六步法试治疗 1 次，右侧𝄆趾背伸肌力即恢复正常（图 7-55、图 7-56），右下肢放射性疼痛明显减轻，而后针对腰骶部、右臀部进行常规推拿治疗 2 次，腰臀部症状基本消失。患者于 2022 年 1 月 18 日出院，3 个月后随访无复发，患者十分满意。

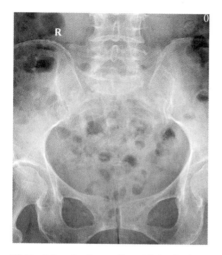

图 7-53　S_5/Co_1 陈旧性损伤痕迹

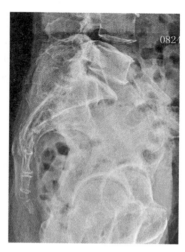

图 7-54　S_5/Co_1、Co_1/Co_2 陈旧性损伤痕迹，Co_2 以下粘连，尾椎排列不规则

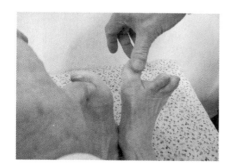

图 7-55　治疗前右侧𝄆趾背伸肌力减弱

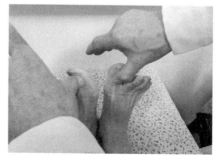

图 7-56　治疗后右侧𝄆趾背伸肌力恢复正常

案例二：患者男性，67 岁，与案例一中的患者住同一个病区，因反复腰背痛 3 年，伴右下肢酸痛 1 月余，于 2022 年 1 月 5 日入院。其临床症状与案例一相仿，看到案例一的治疗效果后当即要求会诊。查体显示双侧直腿抬高均为70°，尾骨压痛（++），右足内侧皮肤浅感觉减退，右侧姆趾背伸肌力减弱。自带外院腰椎 CT 片，冠状位显示 L_4/L_5 椎间盘右后方突出明显（图 7-57），矢状位显示 L_4/L_5 椎间盘突出，L_5/S_1 椎间盘膨出（图 7-58）。予以骶尾椎正侧位摄片，正位片显示 S_5/Co_1 陈旧性损伤痕迹（图 7-59），侧位片显示 S_5/Co_1 陈旧性损伤痕迹存在，Co_1/Co_2 间隙增宽，成角约 45°（图 7-60）。

采用肛指六步法治疗 1 次后，右侧姆趾背伸肌力明显改善（图 7-61、图 7-62），二诊时复查姆趾背伸肌力完全恢复正常（图 7-63）。患者于 2022 年1 月 18 日出院，3 个月后随访无复发。

上述两个案例的影像学检查均显示 L_4/L_5 椎间盘突出，L_5/S_1 椎间盘膨出，姆趾背伸肌力均减弱，右足内侧浅感觉减退，与腰椎间盘突出相应节段的表现高度吻合，结合临床体征，腰椎间盘突出症的诊断应该是明确的。那么为什么采用腰椎间盘突出症常规治疗后症状改善不明显？为什么针对尾椎脱位采用肛指六步法治疗即可显效？相关问题有待进一步探讨。

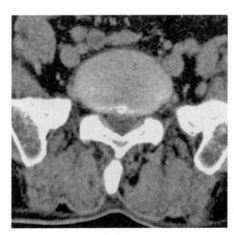

图 7-57　L_4 椎间盘右后方突出明显

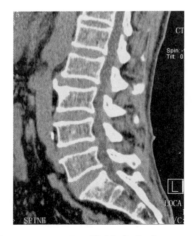

图 7-58　L_4/L_5 椎间盘突出，L_5/S_1椎间盘膨出，L_3 椎体前缘增生明显

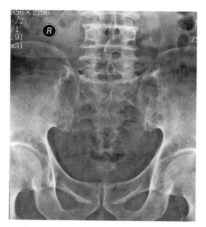

图 7-59　S_5/Co_1 陈旧性损伤
痕迹明显

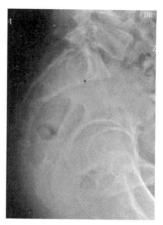

图 7-60　S_5/Co_1 陈旧性损伤痕迹存在，
Co_1/Co_2 间隙增宽，成角约 45°

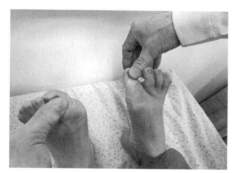

图 7-61　治疗前，右侧踇趾
背伸肌力减弱

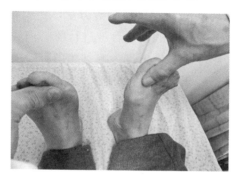

图 7-62　治疗后，右侧踇趾
背伸肌力明显改善

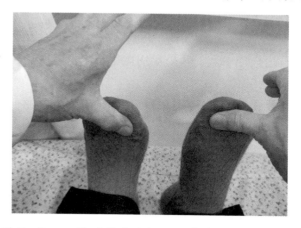

图 7-63　二诊时复查右侧踇趾背伸肌力完全正常

本团队认为，从神经支配原则来分析，骶尾椎陈旧性损伤（脱位）患者出现腰腿痛等症状，可能与在骶尾椎陈旧性损伤的基础上的受到再次损伤，出现炎性物质渗出、水肿等有关。致痛、致炎物质的存在刺激从盆腔经过的坐骨神经，产生类似于腰椎间盘突出压迫坐骨神经的症状。对骶尾椎陈旧性损伤部位的治疗，是否促进了渗出的炎性物质及水肿的吸收和消散，从而使症状得到明显改善？其机理有待进一步研究。

五、肛指六步法治疗骶尾椎陈旧性损伤（脱位）

经查阅相关文献，骶尾椎陈旧性损伤（脱位）的治疗主要有局部理疗、骶管封闭、手法复位及手术切除等，其中局部理疗、骶管封闭及手法复位均在诊疗床上进行。理疗部位主要为骶尾部，主要有红外线照射、推拿、拔罐、针灸、中药局部外敷、坐浴等方法。进行骶管封闭治疗时，临床常用2%普鲁卡因、醋酸氢化可的松混合液进行骶管内注射。手术切除目前临床开展较少，除尾骨粉碎性新鲜骨折且影响盆腔内脏器功能外，一般不考虑首选手术治疗。手法复位一般采用肛指复位法，选取的体位主要有屈髋屈膝左侧卧位和胸膝位两种，在损伤局部（疼痛明显部位）按压约3分钟。

本团队考虑到手法复位的针对性、可操作性，以及患者的舒适性、隐私保护问题，临床一般采用肛指六步法操作。

（一）术前准备

（1）准备独立治疗室1间，配备自来水洗手盆，或用垂帘围成隐蔽性独立操作空间，以保护患者隐私。

（2）治疗室配备诊疗床1张，枕头1只，一次性医用手套1盒，一次性洞巾1包，医用石蜡棉球1盒，医护专用擦手纸1盒，医用污物筒、废物筒各1只。

（3）患者站立于治疗床的一端，身体前俯，术者在其髂前部置一个垫枕以提高患者舒适度。患者双手前伸，俯卧在诊疗床上，切勿用双肘支撑，以免引起手臂骨折。

（4）治疗时，应有1名医护人员在场做助手，同时起到见证的作用。

（5）在患者裸露的臀部铺上一次性纸质洞巾，用胶带固定，以保护患者的隐私部位，避免引起不必要的医疗纠纷。

（6）术者不可留长指甲，指甲上不能有毛刺，以免刺破医用手套，或损伤患者肠黏膜引起出血。

（7）术者戴上一次性医用手套，用利手操作，先用石蜡棉球在食指上涂抹均匀，再在患者肛门部用石蜡棉球涂抹，起到润滑作用。

（8）操作结束后，用医护专用擦手纸擦净肛门周围的污渍，以免污染内衣。

（二）肛指六步法操作步骤

肛指六步法是本团队治疗近 1000 例骶尾椎陈旧性损伤（脱位）患者后，根据损伤的不同节段、类型及程度，总结出来的普适性治疗方法和操作步骤，临床可根据患者的不同情况选择使用。为便于记忆和掌握，本团队按照临床操作顺序，将肛指六步法归纳为"一探二揉三纠偏，四按五理六上推"六步操作，操作要领如下。

1. 一探

"探"，即探明骶尾椎损伤（脱位）的部位、类型及程度，是治疗的前提。"探"的关键是怎样探，探哪里。当手指插入肛门后，就如同进入了盲区，并不像影像学胶片那样显示得很清楚。操作时首先要探到骶尾椎，再根据影像学提示，用手指沿骶尾椎自上而下滑动探摸，边探摸边询问患者哪里最痛，以明确损伤节段及是否存在多个节段的疼痛（损伤），然后探明骶尾椎是否存在成角畸形，损伤（脱位）间隙是否松动。若成角畸形无松动，常提示损伤粘连，影像学检查显示椎间隙模糊、尾椎节段不清晰；若损伤（脱位）部位松动，常提示脱位、椎间韧带断裂，影像学显示椎间隙增宽，椎骨脱位、移位或游离。最后，操作时探损伤节段的两侧，以探明损伤（脱位）偏向于左侧还是右侧，并注意是否与影像学结果吻合。临床上多节段损伤患者存在多节段痛点，"探"的目的是明确肛内手法治疗的重点和部位。

2. 二揉

"揉"是手法治疗的第一步，也是最主要的一步。此步的关键是揉哪里、怎样揉。在探明损伤部位的基础上，术者根据相应的疼痛节段，结合影像学提示，先对疼痛最明显的节段用指按、指揉法治疗。操作时宜用罗纹面按揉，切忌用指端按揉，以免加重刺激性疼痛。揉法操作时应注意先轻后重的原则，以患者能忍受为度。按揉次数可采用 8×8 拍计数，必要时可再增加 8×8 拍操作。当疼痛明显的节段治疗结束后，再试探其他部位是否还存在痛点，并进行针对性按揉治疗。采用揉法治疗的原因是绝大多数患者是因在骶尾椎陈旧性损伤（脱位）的基础上出现二次损伤而发病的，局部炎性物质渗出、水肿，刺激相应部位的末梢神经。"揉"是关键性治疗步骤，其作用在于舒筋通络、活血散瘀，促进渗出的炎性物质、水肿消散，使疼痛得以缓解。

3. 三纠偏

"纠偏"针对的是部分患者因骶尾椎陈旧性损伤（脱位），出现尾椎向左侧或右侧偏歪，进而产生刺激性疼痛的患者，这种刺激性疼痛的特点是指下触尾椎偏向侧时引起疼痛，提示尾椎偏离中轴线，可以借助影像学检查以明确诊断。在第二步操作的基础上，术者用肛内指抵住偏歪骶尾椎的侧方，另一手的拇指在体表做侧向推动，一般操作 3 ～ 5 次，起到纠正偏歪、缓解疼痛的作用（图7-44、图 7-45）。部分患者通过纠偏操作可得到矫正，但也有部分患者因损伤日久粘连，矫正起来比较困难，这时不必强求矫正，能起到缓解疼痛的作用即可。对于未出现尾椎偏歪的患者，本步骤可省略。

4. 四按

"按"的关键是明确按哪里、怎样按。临床上骶尾椎陈旧性损伤（脱位）往往是向背侧脱位，该部位也是疼痛最明显处，可结合影像学提示，明确按压整复的节段。按法的操作步骤是在第三步操作的基础上，将肛内指指面置于脱位椎体的下一个节段往下拉，整复前先拉 3 ～ 5 次，以松解脱位节段，整复时将体表手的拇指按于脱位节段向下按压，按、拉同步操作 3 ～ 5 次，起到复位、理顺筋骨、纠正脱位的作用（图 7-40 至图 7-43）。该步骤是骶尾椎陈旧性损伤（脱位）患者治疗过程中最关键的一步，操作时应注意以下 3 点：一是明确损伤节段及性质；二是整复前的松解脱位节段步骤必不可少，要为整复创造条件；三是掌握按、拉同步操作是整复成功的关键。对尾椎损伤（脱位）成角 ≥ 90° 或粘连、畸形愈合稳定者不必强求矫正。

5. 五理

"理"的关键是理什么、怎样理。尾椎是人体脊柱中唯一没有相邻骨性结构支撑，处于"悬垂"状态的骨性组织，主要依赖于尾椎背侧韧带的维系。当骶尾椎损伤（脱位）时，势必会导致骶尾椎背侧韧带的撕裂、断裂、挛缩等病理改变。专科检查时术者手下可有磨砂样摩擦感、"空虚"感、"筋结"感，甚至可触及"球状"软性隆起。影像学结果可表现为骶尾椎间隙增宽、移位、脱位、偏歪、成角畸形等骨性病理改变。上述病理改变势必会导致骶尾背侧韧带的撕裂损伤。"理"是理筋，是针对骶尾背侧韧带损伤而言的。应当怎样理？在肛内指整复的基础上，以肛内指维持尾椎的形态，在体表用拇指罗纹面在骶尾椎的背侧向下理筋 8×2 拍，然后再向上理筋 8×2 拍，起到理顺经筋、缓解筋结的作用，以期重塑或改善尾椎形态，减轻疼痛及骶尾部牵涉不适感。

6. 六上推

"六上推"即向上用力顶推。术者在第五步操作的基础上，以肛内指远端指间关节抵住尾椎末端向上顶推，在体表用拇指罗纹面按于尾椎，以此为推助力向上顶推，操作时肛内指及肛外指须同步用力，一般顶推 3～5 次，以期缩小脱位尾椎的间隙，使脱位尾椎与相邻软组织匹配。

治疗结束后，术者用医护专用擦手纸擦净患者肛门周围的污渍，再用掌揉法按揉骶尾部约 1 分钟，以缓解手法操作引起的不适感和紧张感。

（三）瘥后防复与自我防护

关于骶尾椎陈旧性损伤（脱位）采用肛指六步法后的疗效，经对近 1000 例患者进行初步统计，超过 90% 的患者骶尾痛症状完全消失或明显改善，10%～15% 的患者出现二次复发，时间跨度为 1 个月～2 年。究其复发原因，主要有坐姿不当、久坐少动、长时间驾驶、驾车姿势不当、剧烈运动及健身运动项目选择不当等。可见，指导患者瘥后防复、加强自我防护，是防止复发或症状加重的重要环节。为此，本团队除口头交代注意事项外，还制作了《尾骨脱位复位后注意事项》，供患者拍照留存，以帮助患者提高自我防护意识，避免再次复发。

1. 处于坐位时，须在硬板凳上加一个软垫，避免尾骨与凳面直接接触，且应保持坐姿端正，避免身体后倾，顶触尾骨

该注意事项提醒患者，尤其是文职工作人员，不宜久坐不动，应适当活动肢体，保持端坐姿势，切忌身体后倾，以免尾骨受到顶触挤压。建议在坐凳（椅）上加用中空圈型软垫，防止尾骨直接接触凳面，避免尾骨受压，有利于促进炎性渗出、水肿的吸收。

某患者，女性，28 岁，本市人。1 年前因产后骶尾痛就诊，X 线摄片显示骶尾椎陈旧性损伤（脱位）成角 45°，经肛指六步法治疗 1 次，疼痛完全消失。在劳动节回老家的路上，患者抱着睡着的小孩坐在自驾车后座上长达一个半小时，因身体后倾触抵尾骨导致骶尾痛复发，行走困难，骶尾椎压痛（+++），再次接受肛指六步法治疗，骶尾痛当即消失。

2. 开车时方向盘与座位的距离宜近不宜远，避免因踩油门、刹车而牵拉尾骨

该注意事项提醒患者开车时应尽可能端坐，方向盘与座椅的距离不宜太远，否则会迫使身体后倾，容易顶触尾骨，频繁踩油门、刹车容易牵拉尾骨，影响炎性渗出、水肿的吸收，或导致再次损伤。

某患者，女性，42岁，本市人。患者2年前因骶尾痛就诊，X线摄片显示 S_5/Co_1 陈旧性损伤，Co_1/Co_2、Co_2/Co_3 间隙增宽，采用肛指六步法治疗2次后疼痛完全消失。4天前与同事自驾露营，患者有将方向盘与座位距离调远的驾车习惯，导致骶尾痛复发，第二天又勉强驾车回杭，在家躺了两天不见好转，反而出现右下肢痛麻难忍，故前来就诊。患者行走困难，呈跖脚跛行步态，一进诊室就躺到诊疗床上，尾骨压痛（+++），再次进行肛指六步法治疗，并结合右侧腰腿常规治疗1次，治疗后尾骨压痛（±），右下肢体征明显改善，行走自如。

3. 健身锻炼时，不宜做深蹲、高抬腿运动；不宜蛙泳；禁止做大跨步压腿动作

该注意事项提醒喜好健身运动的患者，对于骶尾椎陈旧性损伤（脱位）者，并非所有健身锻炼项目都适宜的，参与有些项目后可能会适得其反。例如，深蹲锻炼、高抬腿运动、蛙泳、瑜伽压腿等运动或动作，对尾骨牵拉影响较大，锻炼不当易引起再次损伤，导致复发。

某患者，男性，65岁，外省人，腰骶痛反复发作20余年，近5年出现双侧腹股沟牵涉痛，行走不便，伴有便秘，当地医院诊断为"腰椎间盘突出症"（未见影像资料），多次治疗后症状改善不明显，因其女儿在杭州工作，遂接父亲来杭就医。专科检查显示患者脊柱轻度侧弯，双侧竖脊肌痉挛，腰部活动受限，双侧"4"字试验（+），双侧内收肌痉挛，腹股沟压痛（++），尾骨压痛（++），踇趾背伸、跖屈试验（−），病理反射（−）。自带X线片显示骶尾椎陈旧性损伤（脱位），Co_1/Co_2、Co_2/Co_3 间隙增宽。经肛指六步法治疗1次，患者腰骶痛明显减轻，步态正常。3个月后其女儿来电，告知父亲腰骶痛消失，情况良好。

4.1个月内避免进行剧烈运动（如登山、跑马拉松等）；禁止骑自行车，以免震动、过坎等导致再损伤（脱位）

该注意事项提醒剧烈运动爱好者，肛指六步法治疗后应有1个月的恢复期，恢复期内应避免剧烈运动，以促进炎性渗出物质、水肿的吸收。对于喜欢骑自行车的患者，由于骑行时尾骨直接接触座凳，为避免震动、过坎颠簸等情况导致再次损伤，同样需要有1个月的恢复期。

某患者，男性，35岁，临安区人，登山运动爱好者，每周末都参加登山队活动。半年前因山地湿滑不慎侧滑摔跤，臀部瘀肿疼痛，治疗后休息1个月，臀部瘀肿消散，但腰骶痛反复发作，时轻时重，中断登山运动1年余。X线摄片显示骶尾椎陈旧性损伤（脱位），未见骨折。采用肛指六步法治疗1次，当即

骶尾痛消失。1个月后，患者特地前来感谢："我的腰骶痛完全好了，谢谢您。我的好友也反复腰骶痛，已经5～6年了，请您帮助看一下。"

5. 建议治疗后半个月内避免夫妻生活

该注意事项属于建议事项，提醒男女双方骶尾椎陈旧性损伤（脱位）在治疗后，炎性渗出、水肿的吸收需要一个过程，致痛、致炎物质吸收得越彻底，疗效越好，复发率越低。

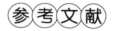

参考文献

［1］罗才贵.推拿治疗学［M］.北京：人民卫生出版社，2001.

［2］严隽陶.推拿学［M］.北京：中国中医药出版社，2003.

［3］吕明.推拿学［M］.北京：中国中医药出版社，2006.

［4］严隽陶.推拿学［M］.北京：中国中医药出版社，2009.

［5］范炳华.推拿学［M］.北京：中国中医药出版社，2008.

［6］房敏，刘明军.推拿学［M］.北京：人民卫生出版社，2012.

［7］王之虹，于天源.推拿学［M］.北京：中国中医药出版社，2012.

［8］范炳华.推拿学［M］.北京：中国中医药出版社，2015.

［9］范炳华.推拿治疗学［M］.北京：中国中医药出版社，2016.

［10］房敏，宋柏林.推拿学［M］.北京：中国中医药出版社，2016.

［11］黄桂成.中医筋伤学［M］.北京：中国中医药出版社，2016.

附　录

附录一：胯骨错缝（骶髂关节综合征）中医诊疗方案

（2017年版）

一、诊断

（一）疾病诊断

1. 中医诊断

参照《中医病证诊断疗效标准》（中华人民共和国中医药行业标准 ZY/T001.1～001.9—94）。

（1）有急性腰骶部扭伤史或慢性劳损史，多见于从事体力劳动的青壮年。

（2）一侧或双侧腰骶部疼痛，不能弯腰，患侧下肢站立负重、行走抬腿困难，严重者疼痛向臀部和腹股沟处放射。

（3）骶髂部有明显压痛，两侧髂后上棘不等高，"4"字试验阳性，床边试验阳性，髋膝屈曲试验及下肢后伸试验阳性，严重者可见腰骶部脊柱侧弯。根据髂后上棘的位置，患侧高者为向前错位，患侧低者为向后错位。

（4）骨盆正位及骶髂关节双斜位X线摄片：患侧骶髂关节间隙增宽，或无异常。

2. 西医诊断

参照《欧盟骨盆带疼痛诊疗指南》（European Spine，2008，17：794–819）。

（1）多有外伤史或孕产史。

（2）单侧或双侧骶髂关节处及臀外上方疼痛，可有下肢活动受限症状。行走时出现歪臀跛行，不能持久；站立时多以健肢负重；不能久坐，坐位时常以健侧臀部触椅。严重者甚至仰卧时不能伸直下肢，喜屈曲患肢仰卧或向健侧侧卧。

（3）检查可见骨盆倾斜，脊柱侧凸，呈"歪臀跛行"的特殊姿势，不能挺胸直腰。骶髂关节周围肌肉痉挛，患侧骶髂关节较健侧凸起或凹陷，有压痛、叩击痛，有时可触及痛性筋结；两侧髂后上棘、髂后下棘等骨性标志不对称，髂嵴不等高、骶棘不居中或骶沟不对称；两下肢有外观上的不等长。骨盆分离、挤压试验，"4"字试验，下肢后伸试验，单足站立试验等试验可出现阳性。

（4）骨盆 X 线平片可见患侧骶髂关节间隙略增宽，耻骨联合两侧高度不在同一水平；部分患者可见关节边缘增生或骨密度增高。其他间接征象可见两侧髂嵴左右不等高，髋骨左右不等宽，闭孔左右不对称，骶骨不居中。骶髂关节CT 扫描可见关节间隙不对称。

（二）分期诊断

1. 急性期：表现为腰骶部及患侧下肢疼痛剧烈，活动受限明显，不能站立、行走、转侧，不能入睡，咳嗽、打喷嚏时疼痛加重，生活质量受到严重影响。

2. 缓解期：表现为腰骶部及患侧下肢疼痛、活动受限好转，但仍有酸痛，不能久坐久站久行，生活质量受到一定影响。

3. 康复期：表现为腰骶部及患侧下肢疼痛症状基本消失，但有腰腿乏力，久站、久坐、久行受限得到进一步改善，可从事基本日常生活工作，生活质量得以改善。

（三）证候诊断

1. 气滞血瘀证：腰骶痛骤作，疼痛剧烈，刺痛或胀痛，痛有定处，日轻夜重，俯仰旋转受限，痛处拒按。舌质暗紫，或有瘀斑，脉弦紧或涩。

2. 寒湿阻络证：腰骶部冷痛重着，活动不利，静卧痛不减，受寒及遇阴雨天气时疼痛加重，肢体发凉。舌质淡，苔白或腻，脉沉紧或濡缓。

3. 气血亏虚证：腰骶部酸痛，痛连臀腿，遇劳则甚，动作不利，体倦乏力，面色无华。舌质淡，脉细无力。

4. 肝肾亏虚证：腰骶隐痛，遇劳更甚，卧则减轻，腰肌酸软无力，腿膝乏力，喜揉喜按。偏阳虚者面色无华，手足不温，阳痿或早泄，妇女带下清稀，舌质淡，脉沉细；偏阴虚者咽干口渴，面色潮红，手足心热，失眠多梦，男子遗精，女子经少经闭或崩漏等。舌质红，脉沉细或细数。

二、治疗方法

（一）急性期

1. 严格卧硬板床休息

2. 推拿治疗

此期用松解类手法与调整类手法治疗，以骶髂关节调整技术为主，恢复骨盆承载功能，操作时间不宜太长。

（1）松解类手法

①患者取俯卧位，术者施㨰法于患侧腰部膀胱经、臀部及下肢后侧 5 分钟，以臀部为重点。

②患者取俯卧位，术者以拇指按揉八髎、秩边、环跳、委中等穴，每穴 30 秒。

③患者取侧卧位，术者施㨰法于下肢外侧 2 分钟。

④患者取俯卧位，术者擦八髎，以透热为度。

（2）骶髂关节调整类手法

1）传统调整技术：根据患者骶髂关节错位的情况选取不同的关节调整推拿技术。

①调整向前错位的方法

方法一：患者取健侧卧位，身体靠近床边，健侧下肢伸直，患侧屈膝屈髋，术者面对患者站立，一手按住患肩向后固定其躯体，另一手按住患膝向前向下作最大限度的撅压，借助杠杆作用，可使骶髂关节错动而复位。

方法二：患者取仰卧位，术者站于患侧，在使髋膝关节屈曲至最大限度的同时，用力向对侧季肋部顿压，然后于屈髋位作快速伸膝和下肢拔伸动作，反复 3～5 次。

②调整向后错位的方法

方法一：患者取健侧卧位，健侧下肢伸直，患侧屈髋屈膝，术者站在患者身后，一手向前抵住患侧骶髂关节，一手握住患侧踝部，向后拉至最大限度的同时，两手作相反方向的推拉。

方法二：患者取俯卧位，术者站于患者健侧，一手向下压住患侧髂后上棘内侧，一手托起患侧下肢，两手对称用力，使患侧下肢后伸至最大限度，在下肢后伸扳动的同时，按髂后上棘内侧之手向外向上推动。此时，可听到关节复位的响声。

2）蛙式四步扳法

本法对前错位、后错位者均可使用。

第一步：自体牵引势。患者取俯卧位，在患侧髂前部垫一枕头，患侧下肢悬挂于治疗床外，自然下垂，不能用足着地支撑。利用患侧肢体的自身重量作自体牵引，牵引时间 10～15 分钟。

第二步：极度屈膝屈髋势。继上势，在自体牵引姿势的基础上，术者以一手托起患者患侧膝部，作极度的屈膝屈髋运动，另一手按压患侧骶髂关节处，按压与屈膝屈髋同步进行，一按一屈重复 3 次。

第三步：极度屈膝屈髋外展势。继上势，在上述极度屈髋姿势的基础上，术者托患者膝关节的手用力作"蛙式"外展扳动，按压骶髂关节部的手同时向下用力按压，再回到极度屈髋的姿势作重复极度外展运动。按压与外展同步进行，一按一扳同步进行 3 次。

第四步：外展后伸扳势。继上势，在上述极度外展姿势的基础上，转为后伸扳法。术者一手托起患者患肢膝部用力抬腿由外展姿态势转为后伸扳法，另一手同时向下掀压骶髂关节，再回复到屈髋屈膝极度外展姿势作重复后伸扳法。掀压与后伸同步进行，一扳一压同步进行 3 次。

3）改良斜扳法

调整髂骨向前错位手法：患者取健侧卧位，健侧下肢伸直，患肢伸膝屈髋，上侧之手抓住床沿，术者握住患者下侧手臂向斜上方牵拉，然后令患者松手，两手相抱，抓住对侧肩部，下侧下肢略屈髋，术者一手按患者肩部前推，另一手掌根按于坐骨结节处，令患者深吸气后徐徐呼出，在呼气过程中将脊柱扭转弹性限制位。在下一次呼气过程中，按肩部之手稳住躯干不动，按坐骨结节之手作一突发的扳动，向患者下颌与下侧肩关节连线的中点方向用力。

调整髂骨向后错位手法：患者取健侧卧位，健侧下肢伸直，患肢屈膝屈髋，上侧之手抓住床沿，术者握住患者下侧手臂向斜上方牵拉，然后令患者松手，两手相抱，抓住对侧肩部，下侧下肢略屈髋，术者一手按患者肩部前推，另一手掌根按于髂后上棘后扳，令患者深吸气后徐徐呼出，在呼气过程中将脊柱扭转至弹性限制位。在下一次呼气过程中，按肩部之手稳住躯干不动，按髂后上棘之手作一突发的扳动，向患者股骨纵轴方向用力。

3.针刺治疗

（1）体针

取穴：腰痛、后溪、气海俞、大肠俞、关元俞、秩边、上髎、中髎、次髎、环跳、委中。

操作：毫针刺，泻法，得气感强烈后留针20分钟，每日1次，10次为1个疗程。

（2）电针

取穴：以上穴位，取2～4穴。

操作：针刺得气后连接电针仪，采用连续波，每次20分钟，每日1次，10次为1个疗程。

4. 其他外治法

选用中药熏蒸、中药热奄包治疗、敷贴疗法、理疗等。

（1）中药熏蒸

患者仰卧，腰骶部暴露于中医熏蒸床熏蒸口处，每日1次，每次20分钟。

（2）中药热奄包治疗

患者俯卧，术者将中药包蒸（煮）热后敷于患者腰骶部，温度要维持在40℃左右，每日1次，每次20分钟。

（3）敷贴疗法

取秩边、上髎、中髎、次髎、环跳等穴位，每次取2～4穴，用中药制剂敷贴于穴位，保留2小时，每日1次。

（4）物理疗法

可在微波、直流电、干扰电、磁疗等方法中选用1～3种，每日1次，每次20分钟。

5. 辨证论治

急性期患者以气滞血瘀证、寒湿阻络证二型为主。

（1）气滞血瘀证

治法：活血化瘀，行气止痛。

推荐方药：身痛逐瘀汤加减。秦艽、桃仁、红花、独活、香附、牛膝、地龙、威灵仙、甘草、续断、狗脊、麦芽等。或具有同类功效的中成药（包括中药注射剂）。

（2）寒湿阻络证

治法：祛寒除湿，温经通络。

推荐方药：附子桂枝汤加减。制附片、桂枝、陈皮、独活、桑寄生、乌药、生姜、茯苓、甘草等。或具有同类功效的中成药（包括中药注射剂）。

6. 护理调摄要点

（1）清淡饮食，保持二便通畅。

（2）正确翻身，翻身时保持躯干上下一致，起床活动时使用腰围固定。

（3）调畅情志，注意情志护理，避免情志刺激。

（二）缓解期

1. 推拿治疗

此期以松解类手法与调整类手法为主，先采用松解类手法，再根据患者情况选择调整类手法。

（1）松解类手法

①患者取俯卧位，术者施㨰法于患侧腰部膀胱经及臀部、下肢后侧5分钟，以臀部为重点。

②术者以拇指弹拨患者患侧腰部膀胱经及髂嵴、腰三角等竖脊肌附着区域及臀部3～5遍，再以拇指按揉八髎、秩边、环跳、委中等穴，每穴30秒，以掌按揉臀部。

③患者取侧卧位，术者施㨰法于患者下肢外侧2分钟。

④患者取俯卧位，术者擦患者八髎穴，以透热为度。

（2）骶髂关节调整类手法

参照急性期手法进行。

2. 针刺治疗

（1）体针

取穴：腰痛、后溪、气海俞、大肠俞、关元俞、秩边、上髎、中髎、次髎、环跳、委中。

操作：毫针刺，平补平泻，得气后留针20分钟，每日1次，10次为1个疗程。

（2）电针

取穴：以上穴位，取2～4穴。

操作：针刺得气后连接电针仪，采用疏密波，每次20分钟，每日1次，10次为1个疗程。

3. 其他外治法

选用中药熏蒸、中药热奄包治疗、敷贴疗法、理疗等。参照急性期治法。

4. 辨证论治

此期患者可见气滞血瘀证、寒湿阻络证、气血亏虚证或肝肾亏虚证，前二者参照急性期。

（1）气血亏虚证

治法：补益气血，濡养经脉。

推荐方药：八珍汤加减。当归、川芎、白芍、熟地黄、党参、炒白术、茯苓、炙甘草等。或具有同类功效的中成药（包括中药注射剂）。

（2）肝肾亏虚证

治法：滋补肝肾，强筋壮骨。

推荐方药：左归饮合二仙汤加减。熟地黄、山茱萸、枸杞子、山药、杜仲、甘草、川牛膝、桑寄生、淫羊藿、仙茅等。或具有同类功效的中成药（包括中药注射剂）。

5. 导引疗法

在疼痛症状初步消退后，开始进行腰腹肌训练及骨盆带肌锻炼。可采用四点支撑法、跪位前屈式、下蹲式等方法。

6. 护理调摄要点

（1）注意卧床休息，起床时采用正确的动作和姿势，可在腰围保护下适当活动。

（2）避寒保暖。

（3）调畅情志。

（三）康复期

1. 推拿治疗

以腰部和下肢的松解类手法为主。参照缓解期手法进行。

2. 导引疗法

按缓解期方法，加强腰肌、臀肌和腹部肌肉力量，增强骨盆稳定性。训练强度逐渐增大，每日2次，逐步恢复患者腰骶部功能活动。

3. 护理调摄要点

（1）进行健康生活方式指导，防止复发。

①工作姿势：坐着工作时应尽量保持上半身端正，保持良好的看书、写字、使用计算机、开车姿势。

②日常生活：站立时挺胸抬头，双脚同时受力，坐着休息时不跷二郎腿，不宜久坐，不宜坐矮凳。

（2）坚持导引疗法锻炼。

（3）注意避寒保暖。

三、疗效评价

（一）评价标准

参照《中医病证诊断疗效标准》(中华人民共和国中医药行业标准ZY/T001.1 ～ 001.9—94)。

1. 治愈：腰骶部疼痛消失，活动正常，恢复原功能状态。
2. 好转：腰骶部疼痛减轻，腰部功能活动改善。
3. 未愈：症状、体征无明显改善。

（二）评价方法

采用改良中文版 Oswestry 腰痛评估表〔郑光新，赵晓欧，刘广林，等 .Oswestry 功能障碍指数评定腰痛患者的可信性〔J〕. 中国脊柱脊髓杂志，2002，12（1）:13–15.〕、疼痛视觉模拟标尺评估〔Woodforde JM，Merskey H.Some relationships between subjective measures of pain〔J〕. J Psychosom Res，1972，16（3）: 173–178.〕等评价。

云南省中医医院　浙江中医药大学附属第三医院

附录二：范炳华推拿治疗相关论文

[1] 范炳华，雷言坤，王鹏，等.蛙式四步扳法治疗骶髂关节半脱位 [J].中国骨伤，2010，23（8）：626-628.

[2] 诸波，范炳华，王鹏，等.蛙式扳法治疗骶髂关节源性下腰痛的临床疗效观察 [J].中华中医药学刊，2012，30（7）：1607-1609.

[3] 黄钦，曲建鹏，范炳华.范炳华推拿治疗产后骶髂关节错缝症经验 [J].长春中医药大学学报，2013，29（1）：82-83.

[4] 汪芳俊，许丽，范炳华.范炳华推拿医案二则 [J].浙江中西医结合杂志，2016，26（5）：408-409.

[5] 郭少卿，诸波，范炳华.范炳华诊治骶髂关节源性下腰痛临床经验 [J].浙江中西医结合杂志，2016，26（8）：690-692.

[6] 潘高之胤，白瑞婷，王浩，等.范炳华教授诊治骶髂关节紊乱症经验探析 [J].浙江中医药大学学报，2017，41（4）：292-294.

[7] 应晓明，姚本顺，范炳华.范炳华脊柱病诊断经验介绍 [J].新中医，2020，52（24）：199-200.

[8] 应晓明，姚本顺，范炳华.范炳华教授推拿之扳法应用经验 [J].中国乡村医药，2020，27（15）：18-19.

[9] 姚本顺，应晓明，李增图，等.范炳华教授追本溯源法诊治下腰痛学术经验探析 [J].浙江中医药大学学报，2019，43（10）：1176-1180.

[10] 董贻奇，汪芳俊，范炳华.尾骨脱位相关腰痛的诊治探讨 [J].中医正骨，2020，32（6）：38-39.

[11] 姚本顺，应晓明，范炳华.范炳华诊治尾椎源性下腰痛医案二则 [J].浙江中西医结合杂志，2020，30（2）：163-164，177.

[12] 应晓明，姚本顺，范炳华.范炳华脊柱病诊断经验介绍 [J].新中医，2020，52（24）：199-200.